未来につながる 夢のある

健康サポート薬局づくり 基礎編

宮原 富士子 著
特定非営利活動法人 Healthy Aging Projects For Women（NPO法人HAP）理事長

薬事日報社

はじめに

日本の未来を支える夢のある"健康サポート薬局"づくりを目指しましょう

　昭和30年代，著者の子どもの頃の時代まで，薬局といえば，地域の健康や衛生用品，急な病気の相談場所でもありました。夜の突発的な子どもの発熱，吐き下し，腹痛，夜泣き，外で遊んで転んだときのちょっとした怪我など，薬局の玄関をこんこんと叩いて「夜分にすみません…こんなことが起きて…」という相談から，地域で高齢の住民が亡くなった際のいわゆるエンゼルケアに使う「脱脂綿」を購入されることもありました。小さい頃から薬局で育った著者には懐かしい思い出です。昭和から平成にかけて，多くのドラッグストアが台頭するようになり，昨今ではコンビニエンスストアでもOTC医薬品の取り扱いから処方応需までを扱うようになりました。

　一方で，日本では，2000年（平成12年）4月に介護保険制度がスタートして以来，在宅サービスを中心にサービス利用が急速に拡大するなど，介護保険制度は老後の安心を支える仕組みとして定着した一方で，様々なビジネス産業の流入により介護費が増加し，国民の現状の負担では賄えないほどの費用がかかるようになっています。

　同時期に地域の保険薬局は，大手調剤チェーン店の台頭や様々な業態（コンビニエンスストアなど）においての異業種提携による調剤応需システムの構築など，薬剤師の役割が調剤と服薬指導に特化された形へと変わっていきました。また，在宅医療においては，医療と介護事業との上手な連携がとれないなか，2本立ての仕組みが出来上がっていき，薬局本来の地域密着型医療相談の良さが失われていきました。

　今般の国の制度の改定により，以前から潜在していた薬局本来の役割である地域のかかりつけ薬剤師・薬局の制度と，調剤・服薬指導だけに特化しない，広い視野の保健業務・公衆衛生業務を健康サポート薬局で担えるという大きなビジョンは，まさに今窮地に立つ日本の医療・介護制度において，未来に向けての大きな光明となるものです。地域に根差した医療者であり，箱もちの薬局薬剤師が，地域住民の第一線の相談役になり，1人ひとりの住民が住み慣れた街で生きてゆくための支援者であり，ともに歩む仲間でありえること，それが「健康サポート薬局」構想です。このような役割を担える幸せを礎に，1人でも多くの薬剤師がこの業務に取り組んでほしいと考えています。薬剤師にとっても生涯学習であり，その学習自体の充実がすべて地域住民の健康や生き方の支援になるものです。

　新しい時代の夜明けです。ぜひチャレンジして参りましょう。

本書の目的

健康サポート薬局要件を満たす薬剤師を育てる

　医薬品，医療機器等の品質，有効性及び安全性の確保等に関する法律施行規則第1条第5項第10号に規定する厚生労働大臣が定める基準（平成28年厚生労働省告示第29号。以下「基準告示」という）が，平成28年2月12日付け薬生発0212第8号で公布されました。

　基準告示において，「健康サポート薬局には，要指導医薬品等及び健康食品等の安全かつ適正な使用に関する助言，健康の維持増進に関する相談並びに適切な専門職種又は関係機関への紹介等に関する研修を修了し，一定の実務経験を有する薬剤師が常駐すること」が定められています。

　薬剤師の研修に必要な事項がまとめられた「健康サポート薬局に係る研修実施要綱」が，平成27年9月に公表された「健康サポート薬局のあり方について」（「健康情報拠点薬局（仮称）のあり方に関する検討会」の報告書）の内容を踏まえ策定されています。

　本テキストは，健康サポート薬局に常駐する薬剤師の資質向上のための第一弾として，ミニマムコンテンツとしての用語解説を中心とした構成となっています。健康サポート薬局の薬剤師に求められる最低限の事項に含まれる用語を正しく理解すること，そして，それを国民目線でわかりやすく説明できることを最初の目標にしています。研修会などにも使いやすいように，各項目に図表を1つから2つ掲載しています。

　今後，さらに領域別に，地域住民のニーズに合わせた相談に対応できるような内容で続編も作成していきたいと考えています。まずはこのテキストをお手元にお取りいただき，用語の確認，活用により視野を広げるところから始めていただければと思います。

参　考
- 健康サポート薬局に係る研修実施要綱について（通知）（平成28年2月12日薬生発0212第8号）

目　次

はじめに　日本の未来を支える夢のある"健康サポート薬局"づくりを
　　　　　目指しましょう･･･ ii

本書の目的　健康サポート薬局要件を満たす薬剤師を育てる ････････････ iii

かかりつけ薬剤師・健康サポート薬局が注目されています ････････････････ xi

健康サポート薬局の基本：
かかりつけ薬剤師・かかりつけ薬局に求められる3つの主要機能 ･･････････ xii

健康サポート薬局に求められる「地域住民による主体的な健康の維持・増進を
積極的に支援する機能」（かかりつけ薬剤師からの展開）･･････････････････ xiii

どのような健康サポートを積極的かつ具体的に実施していくのか？ ･･････ xiv

申請に必要なツール・書式・手順書の仕組み ･･･････････････････････････ xvi

学んでおきたい基本知識1　地域住民の健康維持・増進

1　健康日本21（第二次）の推進 ･････････････････････････････････････ 2
2　国民健康・栄養調査の理解と活用 ･････････････････････････････････ 4
3　がん検診の受診率の向上に向けて ･････････････････････････････････ 6
4　がん対策基本法 ･･ 10
5　特定健診・特定保健指導 ･･･････････････････････････････････････ 12
6　健康づくりのための身体活動基準2013 ･････････････････････････ 14
7　健康づくりのための身体活動指針（アクティブガイド）･･････････････ 16
8　健康づくりのための睡眠指針2014〜睡眠12箇条〜 ･･････････････ 18
　　column　休養 ･･ 19
9　食生活指針 ･･･ 20
10　食事バランスガイド ･･･ 21

11	日本人の食事摂取基準2015	23
12	厚生労働省の自殺対策	25
13	過量服薬対策・自殺予防対策における薬剤師の役割と取り組み	26
14	第4次　男女共同参画社会基本計画	28
15	女性の健康週間(女性の健康づくり運動)	30
16	ロコモティブシンドローム	31
17	フレイルとサルコペニア	32
18	骨粗鬆症検診	34
	column 「お達者検診」	34
19	ストレスチェック制度	35

学んでおきたい基本知識2　要指導医薬品等概説

20	医薬品販売業及び医療機器販売業並びに医薬品等の取扱いに関する「医薬品，医療機器等の品質，有効性及び安全性の確保等に関する法律」の規定	38
21	OTC医薬品のリスク区分	39
22	セルフメディケーションとは	40
23	一般用医薬品添付文書	42
24	OTC医薬品で副作用と思われる症状がみられたときの対処	45
25	自分のからだの状態をチェックできる簡易検査	47
	column 体組成と基礎代謝	49
26	セルフメディケーション税制	50

学んでおきたい基本知識3　健康食品，食品

27	特別用途食品および保健機能食品並びに機能性表示食品制度	52
28	保健機能食品の概要	54
29	健康食品に関する相談・情報収集先	56
30	健康食品関連情報"葉酸摂取"の必要性	57
31	食習慣評価(栄養習慣の評価)の考え方と指導	58
	column 簡易型自記式食事歴法質問票(BDHQ)	60

学んでおきたい 基本知識 4　禁煙支援

- *32*　世界禁煙デー　……………………………………………… 62
- *33*　たばこ規制枠組条約（FCTC）と受動喫煙防止への取り組み　…… 63
- *34*　禁煙対策への取り組み　…………………………………… 65

学んでおきたい 基本知識 5　認知症対策

- *35*　新オレンジプラン　………………………………………… 68
  - column　SGD例：あなたなら，どうしますか？　……………… 69
  - column　めだかの学校　………………………………………… 70

学んでおきたい 基本知識 6　感染対策

- *36*　薬剤師として知っておくべき感染対策の基本　…………… 72
- *37*　代表的な消毒薬の使用方法　……………………………… 73
- *38*　季節ごとに流行する代表的な感染症　…………………… 74
- *39*　予防接種の意義と方法　…………………………………… 76
- *40*　定期予防接種の推奨時期　………………………………… 77
- *41*　乳幼児・小児の健康相談　………………………………… 78

学んでおきたい 基本知識 7　衛生用品，介護用品等

- *42*　コンチネンスケアとは　…………………………………… 82
- *43*　排尿日誌（1）　……………………………………………… 84
- *44*　排尿日誌（2）　……………………………………………… 86
- *45*　ブリストルスケール（BSS）　……………………………… 87
- *46*　衛生用品　…………………………………………………… 89
- *47*　排泄ケアにおけるスキンケア　…………………………… 90
- *48*　おむつ券（おむつの給付）　………………………………… 91
- *49*　月経用品　…………………………………………………… 93

学んでおきたい基本知識 8　薬物乱用防止

- *50*　薬物依存症の理解について ……… *96*
- *51*　アルコール健康障害対策推進基本計画 ……… *98*
- *52*　地域における精神・福祉・保健センターの役割 ……… *99*
- *53*　スポーツ選手のドーピング防止規程 ……… *100*
  - column　公認スポーツファーマシスト ……… *100*

学んでおきたい基本知識 9　公衆衛生

- *54*　日用品などに含まれる化学物質とその摂取による健康への影響 ……… *102*
- *55*　誤飲・誤食による中毒の対応と相談先 ……… *103*
- *56*　学校薬剤師の位置づけと業務 ……… *106*
- *57*　食中毒の原因となる細菌やウイルスなど ……… *107*
- *58*　大規模災害発生時の対応：薬剤師向け ……… *109*
- *59*　大規模災害発生時の対応：患者向け ……… *112*
- *60*　健康を維持する快適な環境 ……… *113*
  - column　脱水予防にはイオン，イオン飲料を！ ……… *115*
- *61*　薬害の歴史 ……… *116*
  - column　「臨床研究法」成立 ……… *117*

学んでおきたい基本知識 10　地域包括ケアシステムにおける先進的な取組事例

- *62*　地域包括ケアシステムの概要 ……… *120*
  - column　地域包括ケア幸手モデル ……… *122*
- *63*　地域で取り組む糖尿病性腎症重症化予防 ……… *124*
- *64*　糖尿病の療養指導 ……… *125*
  - column　血糖値が気になる人には大豆がおススメ ……… *127*
- *65*　日常生活自立支援事業と成年後見制度 ……… *128*
- *66*　学校給食と栄養教諭の役割 ……… *130*
- *67*　在宅訪問管理栄養士，訪問栄養食事指導の制度 ……… *132*

68	歯科衛生士の仕事と役割	134
69	薬剤師に気づいて欲しい口腔ケアの課題	135
70	訪問看護師の仕事と役割	137
71	助産師の仕事と役割	139
72	訪問におけるPT・OT・STの仕事と役割	140
73	介護・福祉の仕事と資格	141
74	社会福祉協議会の役割	145

学んでおきたい基本知識 11 コミュニケーション力の向上

75	「満たされた状態（健康）」へ近づける	148
	column コミュニケーションの形：「聞き書き」とは	151
76	かかりつけ薬剤師制度	152
	column 薬剤師のためのとっさの一言英会話	153

学んでおきたい基本知識 12　付録　各種相談対応に必要な知識

77	難病の相談	156
	column 様々な相談応需～喘息患者へのお役立ち情報～	157
78	月経・妊娠・出産・授乳・避妊など	158
	column 着けて，眠るだけ。だから続けられる♪	160
	column まるのうち保健室等で一世風靡している"一般社団法人 Luvtelli 東京 & New York"	161
	column 妊娠と薬～授乳と薬に関連した知識～	162
79	女性の更年期（ゆらぎの時期）	163
	column ゆらぎ世代の女性におすすめ，エクオール含有食品	166

健康サポート薬局を担う薬剤師が身につけたい基礎ポイント（知識と技）······ 167

執筆協力者

42–49章
梶原敦子（かじわら　あつこ）
保健師，排泄ケアサポートセンターウエルビーイングオフィス K

53章
遠藤　敦（えんどう　あつし）
薬剤師　公認スポーツファーマシスト
ホームページ：http://atraq.co.jp/index.php

75章
畑川郁江（はたかわ　くにえ）
薬剤師　内閣府認定消費生活アドバイザー
人生の最終段階における医療の意思決定支援啓蒙，
倫理コンサルテーション研修など
ホームページ：www.keniku.jp

かかりつけ薬剤師・健康サポート薬局が注目されています

　2016年（平成28年）2月，法の改正に基づく制度改正が行われました（医薬品，医療機器等の品質，有効性及び安全性の確保等に関する法律施行規則の一部改正；平成28年2月12日）。これにより，地域の住民が気軽に健康や医療・介護について相談できる場所としての"薬局機能"と，"薬剤師職能"を兼ね合わせた制度の普及が本格的に始まりました。この制度は，国民が自身の健康づくりを考え取り組む風土の醸成に大いに役立つものと期待されています。

　厚生労働省が2015年（平成27年）10月23日に公表した「患者のための薬局ビジョン」では，将来に向けた薬剤師，薬局への期待が詳細に記述されており，薬剤師はこのビジョンに向かい，切磋琢磨し研鑽し地域住民のために尽力していくことが求められています。

　"かかりつけ薬局"については，医薬品，医療機器等の品質，有効性及び安全性の確保等に関する法律施行規則第1条第5項第10号に規定する厚生労働大臣が定める基準において，詳細が定められています。どちらも日本の重要な法律にのっとった真摯な取り組みとなります。

健康サポート薬局の申請に必要な3つの構成要素

1) かかりつけ薬剤師・かかりつけ薬局の機能（その業務内容を示せる手順書・説明書等書類）
2) 健康サポート薬局の機能（業務を具体的に示す手順書・実績）
3) かかりつけ薬剤師・健康サポート薬局を担える薬剤師

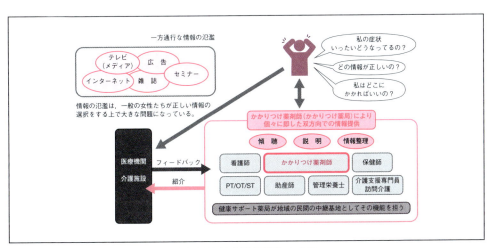

健康サポート薬局を基盤とした地域包括的健康情報機能の充実

健康サポート薬局の基本：
かかりつけ薬剤師・かかりつけ薬局に求められる
3つの主要機能

①服薬情報の一元的・継続的把握とそれに基づく薬学的管理・指導

　　お薬手帳の意義・役割を説明し，その活用を促すとともに，1人の患者が複数のお薬手帳を所持している場合のお薬手帳の一冊化・集約化に務めることが必要です．

②24時間対応・在宅対応

　　夜間・休日であっても，子どもを持つ親や，妊娠中・授乳中の女性などを中心に，薬の副作用や飲み間違い，服用のタイミングなどに関する電話相談のニーズは高いと考えられています．このため，開局時間外にも随時電話相談を行えるよう，当該患者の状態を把握しているかかりつけ薬剤師（かかりつけ薬剤師が対応できない時間帯がある場合はかかりつけ薬剤師と適切に情報共有している薬剤師を含む）が相談等に対応できるようにすることが必要です

③かかりつけ医をはじめとした医療機関・介護関係者等との連携強化

　　地域の社会資源等に関する情報を十分把握し，地域包括支援センターや居宅介護支援事業所，訪問看護ステーションなどの地域包括ケアの一翼を担う多職種と連携体制を構築していることが重要です．

健康サポート薬局に求められる「地域住民による主体的な健康の維持・増進を積極的に支援する機能」(かかりつけ薬剤師からの展開)

健康サポート機能を有する薬局の機能について

健康サポート機能を有する薬局とは,かかりつけ薬剤師・薬局の基本的な機能を備えた薬局のうち,地域住民による主体的な健康の維持・増進を積極的に支援する薬局である。

地域住民が,「どの薬局が健康サポート機能を有する薬局であるか」を把握できるよう,医薬品,医療機器等の品質,有効性及び安全性の確保等に関する法律に基づく薬局機能情報提供制度を活用し,健康サポート機能を有する薬局を公表できるような仕組みとなっている。

- 医薬品等の安全かつ適正な使用に関する助言を行う
- 健康の維持・増進に関する相談を幅広く受け付ける
- 必要に応じ,かかりつけ医をはじめ適切な専門職種や関係機関に紹介
- 率先して地域住民の健康サポートを積極的かつ具体的に実施
- 地域の薬局への情報発信・取組支援等を実施

健康サポート機能を有する薬局の機能について

- 医薬品等の安全かつ適正な使用に関する助言を行う
- 健康の維持・増進に関する相談を幅広く受け付ける
- 必要に応じ,かかりつけ医を始め適切な専門職種や関係機関に紹介
- 率先して地域住民の健康サポートを積極的かつ具体的に実施
- 地域の薬局への情報発信・取組支援等を実施

認知度⬆ 健康度⬆

健康サポート薬局のあり方について

どのような健康サポートを積極的かつ具体的に実施していくのか？

　そのヒントが，本書で掲げる学ぶべき知識・技の中にたくさん潜在しています。たとえば，生活習慣病の患者さんへの対応も明記されています。

　生活習慣病などの慢性疾患を有する患者，生活習慣病の予備軍の住民も対象になっていることに注目しましょう。血圧の管理・減塩食習慣・禁煙，受動喫煙防止，そして，おくすりとの上手な付き合い，健康食品・サプリメントについての質問応需とアドバイスなど。薬剤師の役割は豊富にあり，かつ技能が求められています。

　生活習慣病の予備軍をはじめ，日常の健康管理が求められる層の住民，高齢者に対しての要指導医薬品等や健康食品の安全かつ適正な使用に関する助言や，日頃からの健康管理に関する支援を受けることができる薬剤師の役割は幅広く責任重大です。住民自らがかかりつけ薬剤師・薬局を選択することを当たり前なものとして普及・定着させていくために，地域における多職種との連携は重要で患者が自らの希望に応じて適切にかかりつけ薬剤師を選択できるよう配慮したり，情報を幅広く提供することが大事です。かかりつけ薬剤師・薬局は，個々人のニーズやライフスタイル，治療中の主な疾病などに応じて患者自らが選択するものです。地域住民に選んでもらえるかかりつけ薬剤師になりましょう。

　地域住民に向けた健康啓発活動や相談の事例は，今までにもたくさんあります。健康サポート薬局の制度では，それがさらに具体的に示されました。本書では，制度のしくみ・そこに求められる基本的な知識・技に役立つ基本情報をまとめてあります。最初の一歩を踏み出しましょう！

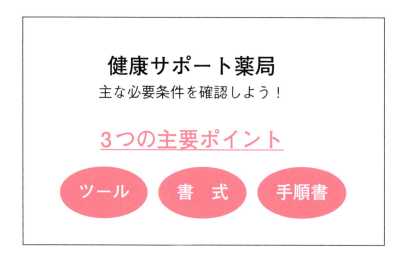

◎申請に必要な業務手順書の作成

※業務手順書を作成するにあたり，厚生労働省医薬・生活衛生局長からの平成28年2月12日薬生発0212第5号の基準告知に準じる，とされています。

薬局開設者は，健康サポート薬局である旨の表示をするときは，あらかじめ，その薬局の所在地の都道府県知事（その所在地が地域保健法（昭和22年法律第101号）第5条第1項の政令で定める市（保健所設置市）又は特別区の区域にある場合においては，市長又は区長。）（以下「都道府県知事等」という。）に届出を行うこととしたこと。これに合わせ，規則様式第一について所要の改正をしたこと。届出においては，その薬局が健康サポート薬局に関して厚生労働大臣が定める基準に適合するものであることを明らかにする書類（以下「届出添付書類」という。）を添付することとしたこと。

　本書では，健康サポート薬局を今後展開してゆくうえで必要な基本用語のなかで，今までの薬剤師の業務よりも幅広く必要とされる領域を中心に解説を行います。

　ぜひ，ご自身の薬局における健康サポートの機能充実の基本情報としてお役立てください。

　巻末に健康サポート薬局を担う薬剤師に必須とされる知識と技をリストアップしてあります。まず，そのページで自己チェックをしてみましょう。実際の展開の場面でも繰り返し情報更新していくことが重要です。

申請に必要なツール・書式・手順書の仕組み

1. かかりつけ薬剤師・薬局の機能

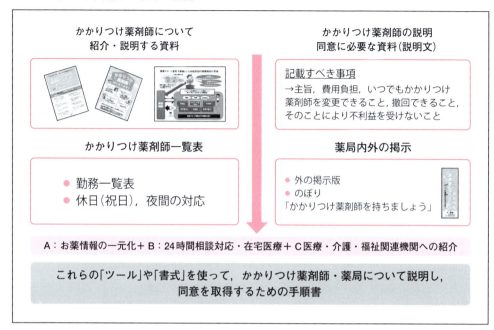

2. お薬手帳に関わるツール・書式・手順書

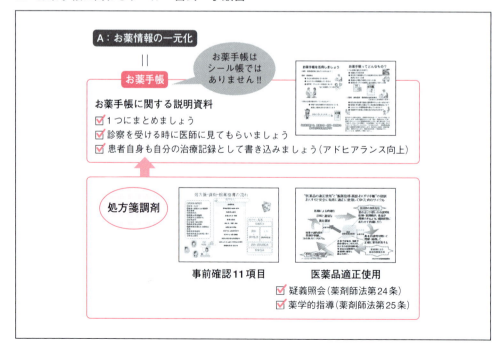

3. 24時間対応，地域医療介護福利等関係者への紹介

書式の作成
- 疑義照会
- 紹介状
- 経過報告書
- 居宅療養指導（計画書・報告書）
- 関係先リスト⇒まず「自薬局」が実際に関係した業務を行っている先をリストアップ
- 地域の医療（病院・診療所）
- 介護事業所（包括支援センター）
- 行政（保健所，福祉系窓口）

4. 地域住民への健康支援・健康啓発など　常時定期的に行う活動

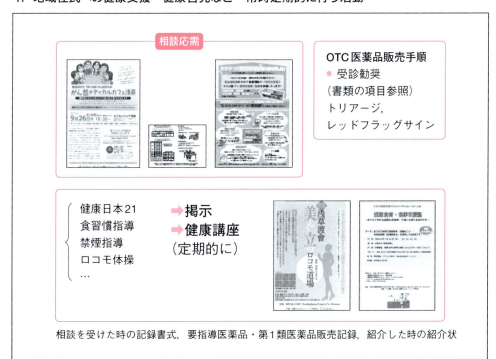

相談を受けた時の記録書式，要指導医薬品・第1類医薬品販売記録，紹介した時の紹介状

学んでおきたい
基本知識 1

地域住民の健康維持・増進

📝 学ぶべき事項

1. 健康増進施策の概要(健康日本21, 国民健康・栄養調査の概要等)
2. 健康診断の概要(がん検診, 特定健康診断を含む。)
3. 健康づくりの基準の概要(「健康づくりのための身体活動基準2013」,「健康づくりのための睡眠指針2014」,「食生活指針」,「食事バランスガイド」等)

🏅 達成目標

1. 健康増進施策の概要について, 住民の目線でわかりやすく説明できる。
2. 健康診断の概要について, 住民の目線でわかりやすく説明できる。
3. 健康診断の受診が必要な薬局利用者を発見した際に, 適切な対応(かかりつけ医や医療機関への受診勧奨, 適切な対応先の紹介)を判断し, 実践できる。
4. 健康づくりの基準の概要について, 住民の目線でわかりやすく説明できる。

1 健康日本21(第二次)の推進

　「健康日本21」は，厚生労働省が2000年(平成12年)度から取り組んでいる「21世紀における国民健康づくり運動」の通称です。

　第一次の取り組み(「健康日本21(第一次)」)では，2010年(平成22年)度までの10年間に健康寿命を延ばすことを目標に，国民の健康増進や発病の一次予防に重点をおいた対策を提案しました。政府はその対策を推進する環境整備のため，2002年(平成14年)に「健康増進法」を制定，国民に自らの健康状態を自覚し，健康の増進に努めることを求めました。また，国や地方自治体，医療関係者等は，国民の健康増進のために連携して協力することなどが責務とされました。

　健康日本21(第一次)は，2007年(平成19年)に中間報告書が，2010年(平成22年)には最終評価が発表されました。9分野80項目の目標のうちの6割に一定の改善がみられた結果を踏まえ，厚生労働省は2012年(平成24年)10月に「健康日本21(第二次)」の基本方針を発表しました。第二次には，2013(平成25)年度から2023年度までの10年間で実施するための具体案が盛り込まれています。最大の目標は，①健康寿命を現在の男性70.42歳(平均寿命は79.55歳)，女性73.62歳(平均寿命は86.30歳)から延ばすことと，②健康寿命の都道府県格差，男性2.79年，女性2.95年を縮小することとなっています。その実現に向け，「生活習慣病の発病予防と重症化予防」，「社会生活を営むために必要な体とこころの健康維持と向上」を図るとともに，それを支える「社会環境の整備と改善」が必要とされ，それぞれの具体的な目標が掲げられています(**図1-1**)。

日本人の健康寿命を延ばすための目標項目を確認しましょう！

第一
健康寿命の延伸と健康格差の縮小の実現

第二
主要な生活習慣病の発症予防と重症化予防の徹底
(1) がん
(2) 循環器疾患
(3) 糖尿病
(4) COPD

第三
社会生活を営むために必要な機能の維持・向上
(1) こころの健康
(2) 次世代の健康
(3) 高齢者の健康

第四
健康を支え，守るための社会環境の整備

第五
栄養・食生活，身体活動・運動，休養，飲酒，喫煙及び歯・口腔の健康に関する生活習慣及び社会環境の改善に関する目標
(1) 栄養・食生活
(2) 身体活動・運動
(3) 休　養
(4) 飲　酒
(5) 喫　煙
(6) 歯・口腔の健康

図1-1　健康日本21（第二次）における各種目標項目

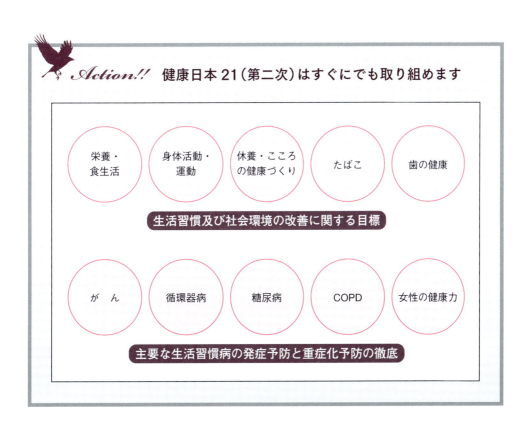

2 国民健康・栄養調査の理解と活用

歴史と背景

「国民健康・栄養調査」は，1945年（昭和20年）に「国民栄養調査」として，各国からの食糧援助を受けるために必要な基礎データを得ることを目的にGHQ（連合国軍司令部）の指令により実施されたことから始まりました。

その後，高度経済成長とともに，国民の食事状況が，栄養不足から栄養の過剰摂取や栄養素の偏りなど，生活習慣病に関連する食生活へと急激に変化したことから，国民の健康状態や栄養素摂取量を把握するために実施されるようになりました。

2003年（平成15年）からは，健康増進法（平成14年 法律第103号）に基づく「国民健康・栄養調査」として，生活習慣（運動，休養，飲酒，喫煙，歯の健康など）や生活習慣病（循環器疾患，糖尿病など）を含めた内容で毎年1回実施されています。

目的と現在の調査内容

国民健康・栄養調査は，健康増進法に基づき，国民の身体の状況，栄養素等摂取量および生活習慣の状況を明らかにし，国民の健康の増進の総合的な推進を図るための基礎資料を得ることを目的としています。ここ数年は，およそ5000世帯およびその世帯に属する満1歳以上の世帯員およそ8000人を対象に，毎年11月に行われています。また，拡大調査として，通常の4倍程度の対象者に調査を実施する年もあります。身体状況としては，身長，体重，腹囲および血圧の測定，ならびに薬の服用状況などを調査しています。

栄養等摂取量に関しては，1日間食事記録調査を世帯に対して実施し，そこから世帯員（個人）の摂取量を案分比率により推計し，各種栄養素および食品摂取量を算出しています。生活習慣の状況としては，食習慣，身体活動，睡眠，飲酒，喫煙，歯の健康等に関して調査しています。調査は厚生労働省が企画立案し，都道府県，保健所設置市および特別区衛生主管部（局）統括のもと，調査地区を管轄する保健所が行います。各調査地区では医師，管理栄養士，保健師，臨床（衛生）検査技師および事務担当者等で構成された調査員が調査を実施して調査票を収集します。収集された調査票は国立研究開発法人医薬基盤・健康・栄養研究所で集計を行い，調査実施の翌年度末に結果が公表されます（図1-2）。

2 国民健康・栄養調査の理解と活用

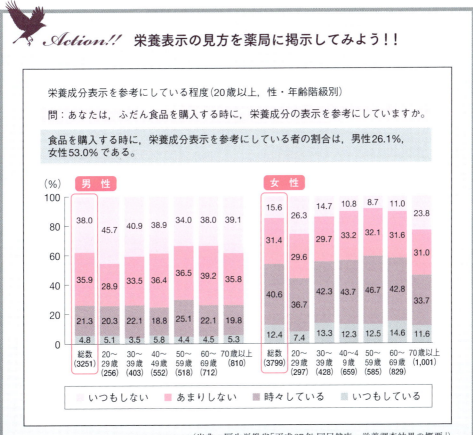

図1-2　国民健康・栄養調査の概要

Action!!　栄養表示の見方を薬局に掲示してみよう！！

栄養成分表示を参考にしている程度（20歳以上，性・年齢階級別）

問：あなたは，ふだん食品を購入する時に，栄養成分の表示を参考にしていますか。

食品を購入する時に，栄養成分表示を参考にしている者の割合は，男性26.1%，女性53.0%である。

（出典：厚生労働省「平成27年 国民健康・栄養調査結果の概要」）

3 がん検診の受診率の向上に向けて

　現在，日本では国民の2人に1人ががんになり，3人に1人ががんで亡くなっています。がんの多くは，早期発見・早期治療が可能であり，適切な治療を行うことができれば治癒が見込めます。早期発見にはがん検診が必須で，その重要性は高まっています。

　がん検診は，2002年（平成14年）に制定された健康増進法の第19条の2で，市町村が行う健康増進事業の1つとして位置づけられ，2006年（平成18年）に成立したがん対策基本法では，「必要に応じてがん検診を受けることは国民の責務」とされています。さらに，厚生労働省は「がん予防重点健康教育及びがん検診実施のための指針」（平成20年3月31日付健発第0331058号 厚生労働省健康局長通知別添）を設け，市町村が科学的根拠に基づくがん予防教育，がん検診を推進することを定めました。

　指針で実施が定められている検診の種類は，①胃がん検診，②子宮がん検診，③肺がん検診，④乳がん健診，⑤大腸がん検診，⑥総合がん検診で，総合がん検診は，①から⑤までのすべてのがん検診を同時に実施することとしています。それぞれのがん検診は，検査項目や対象者，受診の時期も指定されています（表1-1）。

　2013年（平成25年）に厚生労働省により実施された国民生活基礎調査では，がん検診の受診率が3〜4割台とまだ低い状態にあることが明らかになりました。国際的にみても，子宮頸がん検診および乳がん検診の受診率はOECD（経済協力開発機構）加盟国30ヵ国

表1-1　指針で定められているがん検診の内容

種類	検査項目	対象者	受診間隔
胃がん検診	問診に加え，胃部エックス線検査または胃内視鏡検査のいずれか	50歳以上 ※当分の間，胃部エックス線検査については40歳以上に対し実施可	2年に1回 ※当分の間，胃部エックス線検査については年1回実施可
子宮頸がん検診	問診，視診，子宮頸部の細胞診および内診	20歳以上	2年に1回
肺がん検診	質問（問診），胸部エックス線検査および喀痰細胞診	40歳以上	年1回
乳がん検診	問診および乳房エックス線検査（マンモグラフィ） ※視診，触診は推奨しない	40歳以上	2年に1回
大腸がん検診	問診および便潜血検査	40歳以上	年1回

（出典：厚生労働省）

のなかで最低レベルです(図1-3)。そのため厚生労働省では,受診率を50％以上にすることを目標に,指針に基づくがん検診の徹底を推進しています。

がん予防重点健康教育

がんは発生した臓器部位で原因が明らかになっていることもあり,予防可能であることから,厚生労働省は,主ながんについて以下のような知識の普及に重点的に取り組む必要があると述べています。

(1)胃がん

胃がんに関する正しい知識並びに胃がんと食生活,喫煙,ヘリコバクター・ピロリの感染等との関係の理解等

- 胃がんのリスク因子,ヘリコバクターピロリ除菌の知識を広めましょう。ヘリコバクターピロリ除菌の服薬指導は確実に!!

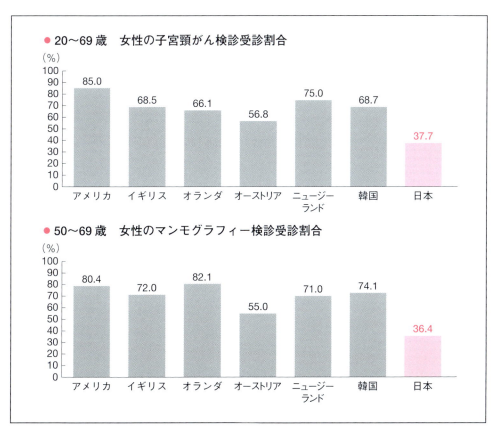

図1-3　がん検診の国際比較(2013年)

(出典：OECD, OECD Health Data 2013, June 2013)

(2) 子宮頸がんおよび子宮体がん

　子宮頸がんおよび子宮体がんに関する正しい知識および子宮頸がんと性感染症の病変の1つであるヒトパピローマウイルスへの感染との関係を理解する

※エストロゲン単独投与を受けたことがある人や子宮体がんのハイリスク者と考えられる人には，子宮体がんに罹患する可能性が高いことを説明したうえで，今後不正出血等の症状を認めた場合は速やかに医療機関を受診するように指導することが大切です。

- 性病の予防，子宮頸がんの検診について薬局から適切な情報を広めてゆきましょう！

(3) 肺がん

　肺がんに関する正しい知識および肺がんと喫煙との関係を理解する
- 受動喫煙防止の活動や禁煙指導に積極的に取り組みましょう！

(4) 乳がん

　乳がんに関する正しい知識および乳がんの自己触診の方法等について正しく理解する

※この指針の該当者でない30代女性の罹患率が上昇傾向にあることを踏まえ，自己触診の重要性や，異常がある場合の専門医療機関への早期受診等の説明が必要です。

- 薬局の店頭でも自己触診の方法（自己乳房チェック）を紹介しましょう！

(5) 大腸がん

　大腸がんに関する正しい知識および大腸がんと食生活等との関係を理解する
- 薬局の店頭でも適切な食習慣の情報を伝えてゆきましょう！

市町村で実施するがん検診

　各市町村では，早期発見・早期治療を目的に，**表1-1**に示すようながん検診を実施しています。検診の受診方法や受診費用，日時などは市町村により異なります。こうした制度があるにもかかわらず，がん検診の受診率は決して高いとはいえません。受診率を上げるために，各市町村は，クーポン券の配布や節目検診など工夫をこらしています。各自治体の検診スケジュールや内容を把握し，患者さんに情報提供できるようにすることが大切です。

- あなたの街（市町村）のがん検診はいつ，どこで？ 地域の保健所の掲示物や地域の広報物を常に確認し，あなたの薬局で掲示したり，配布することで受診率向上に寄与しましょう！

3 がん検診の受診率の向上に向けて

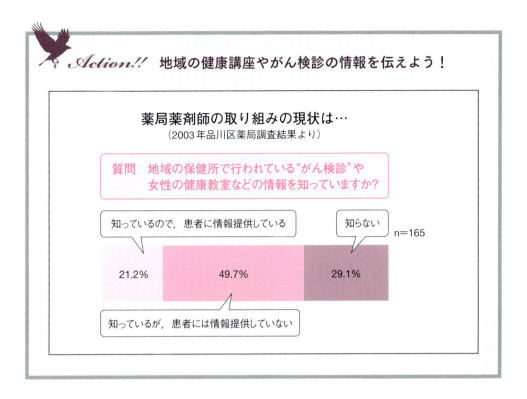

参　考
- がん予防重点健康教育及びがん検診実施のための指針（健発第0331058号 平成20年3月31日厚生労働省健康局長通知別添, 平成25年3月28日一部改正；平成26年6月25日一部改正；平成28年2月4日一部改正）

4 がん対策基本法
～今後の改正案にも注目～

　がん対策基本法は，がん対策をさらに充実させるため，基本理念を定めて国，地方公共団体，国民，医師などの責務を明らかにして，対策を計画的に実施することを目的に2006年(平成18年)に成立しました。

　基本理念は，①がんの克服のため，がんに関する研究を推進し，予防，診断，治療等の技術の向上を図り，研究成果を普及，活用，発展させる，②がん患者が居住する地域に関わらず適切な医療(がん医療)を受けることができるようにする，③がん患者の意向を十分に尊重して，治療方法等が選択されるよう，がん医療の体制づくりをする，となっています。

　第6条では，「国民はがんに関する正しい知識を持ち，がん予防に注意を払う努力をするとともに，必要に応じ，がん検診を受けるよう努めなければならない」としています。

　第9条では，政府ががん対策のために「がん対策推進基本計画」(以下「基本計画」という)を策定することを義務づけています。基本計画は2007年(平成19年)に策定されましたが，その後内容が見直され，2012年(平成24年)度から2016年(平成28年)度までの基本計画が発表されました(**図1-4**)。そのなかで，「がん検診(胃・肺・大腸・乳・子宮頸)の受診率50％を達成する」ことを目標の1つに掲げています。

　2016年(平成28年)には，がん対策基本法成立から10年が経過したため，時代の変化に合わせて内容が改正されました。基本理念に「がん患者が，医療のみならず福祉的支援，教育的支援，必要な支援が受けられるようにする」，事業主の責務として「がん患者の雇用継続に配慮するよう努める」ことなどが追加され，がんになっても安心して暮らせる社会を目指しています(**図1-5**)。

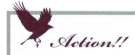

　自分の地域の拠点病院はどこ?!　緩和ケアについて多職種で，あるいは住民と勉強しあい，話し合う機会を持ちましょう！

重点的に取り組むべき課題

1. 放射線療法，化学療法，手術療法の更なる充実とこれらを専門的に行う医療従事者の育成
   がん医療を専門的に行う医療従事者を養成するとともに，チーム医療を推進し，放射線療法，化学療法，手術療法やこれらを組み合わせた集学的治療の質の向上を図る。
2. がんと診断された時からの緩和ケアの推進
   がん医療に携わる医療従事者への研修や緩和ケアチームなどの機能強化等により，がんと診断された時から患者とその家族が，精神心理的苦痛に対する心のケアを含めた全人的な緩和ケアを受けられるよう，緩和ケアの提供体制をより充実させる。
3. がん登録の推進
   がん登録はがんの種類毎の患者の数，治療内容，生存期間などのデータを収集，分析し，がん対策の基礎となるデータを得る仕組みであるが，未だ，諸外国と比べてもその整備が遅れており，法的位置付けの検討も含めて，がん登録を円滑に推進するための体制整備を図る。
4. 新 働く世代や小児へのがん対策の充実
   我が国で死亡率が上昇している女性のがんへの対策，就労に関する問題への対応，働く世代の検診受診率の向上，小児がん対策等への取組を推進する。

図1-4 がん対策推進基本計画の概要（改正前）

（出典：厚生労働省）

重点的に取り組むべき課題

第1条
現状の課題として，既存の「がんが生命と健康の維持にとって重大な問題となっている事」に加え，「患者及び過去に患者であった者が必要な支援を総合的に受けられるようにする事」が追加された。また，その責務の所在として新たに「事業主」が追加された。

第2条
四号(新設)：がん患者が尊厳を保持して暮らせるよう支援を受けられるようにし，また患者に対する国民の理解が深まるようにする。
五号(新設)：それぞれのがんの特性に配慮する。
六号(新設)：福祉，雇用，教育等関連施設との連携に配慮し総合的に実施する。
七号(新設)：国，地方公共団体，医療保険者，医師，事業主，学校，その他団体や関係者の密接な連携の下に実施する。
八号(新設)：がん患者の個人情報の保護に配慮する。

国及び地方公共団体は，がん患者の状況に応じて
旧(疼とう痛等の緩和を目的とする医療が早期から適切に行われる)
新(緩和ケアが診断の時から適切に提供されるようにすること，がん患者の状況に応じた良質なリハビリテーションの提供が確保される)
ようにすること，居宅においてがん患者に対しがん医療を提供するための連携協力体制を確保すること，医療従事者に対するがん患者の療養生活：追加(その家族の生活を含む。以下この条において同じ。)の質の維持向上に関する研修の機会を確保することその他のがん患者の療養生活の質の維持向上のために必要な施策を講ずるものとする。

国及び地方自治団体は，
旧(がん患者のがんの罹患，転帰その他の状況を把握し，分析するための取組を支援するために必要な施策を講ずる)
新(がんに係る調査研究の促進のため，がん登録等の推進に関する法律(平成二十五年法律第百十一号)第二条第二項に規定するがん登録(その他のがんの罹患，診療，転帰等の状況の把握，分析等の取組を含む。以下この項において同じ。)，当該がん登録により得られた情報の活用等を推進する)
ものとする。

図1-5 がん対策推進基本法の改正点

（出典：厚生労働省）

5 特定健診・特定保健指導
~目的と内容を理解し，薬局でできる支援にチャレンジ!!~

　2000年（平成12年）から始まった「健康日本21」では，生活習慣病の予防に重点をおいて，健康診断や検診が実施されてきました。ところが，2007年（平成19年）の中間報告書によると，糖尿病患者とその予備群，20～60代男性の肥満者はいずれも増加傾向にあるなど，生活習慣病対策の効果が上がっていない実態が明らかになりました。

　そこで国では課題を分析し，生活習慣病になる前のもっと早い段階から予防や発見，改善をするため，その目安として内臓周りに脂肪がたまるメタボリックシンドローム（内臓脂肪症候群。以下「メタボ」という）に着目しました。メタボの人を見つけ出し，生活習慣病を発症する前に生活習慣を改善してもらうために，2008年（平成20年）4月より「特定健康診査・特定保健指導」が導入されました。2013年（平成25年）には「標準的な健診・保健指導プログラム」の改訂版が策定され，これをもとに実施されています（図1-6）。

　対象となるのは40～74歳の医療保険加入者で，健診の結果メタボの疑いがある人には，保健指導を受けることが義務づけられています。指導は健診結果のレベルに応じて3段階に分けられ，「情報提供」のみ，個別面接のある「動機づけ支援」，3ヵ月から6ヵ月程度の支援プログラムを受ける「積極的支援」のいずれかが行われています。また，さらに効果を高めるために，関係者は集団全体の問題を解析し，Plan（計画）→ Do（実施）→ Check（評価）→ Action（改善）の「PDCAサイクル」を意識した対策をとることが求められています。

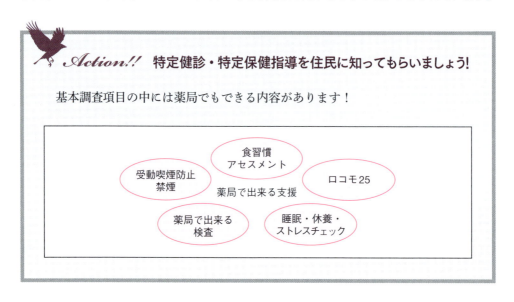

Action!! 特定健診・特定保健指導を住民に知ってもらいましょう！

基本調査項目の中には薬局でもできる内容があります！

薬局で出来る支援：受動喫煙防止・禁煙／食習慣アセスメント／ロコモ25／薬局で出来る検査／睡眠・休養・ストレスチェック

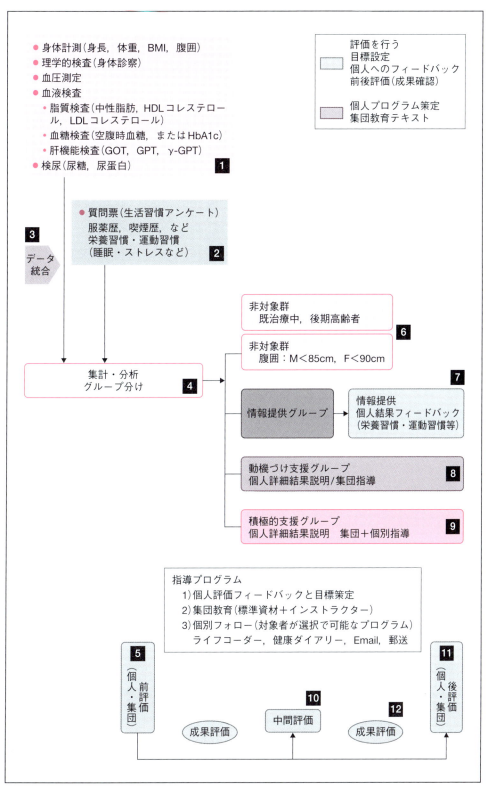

図1-6 特定健診・特定保健指導の全体の流れ

6 健康づくりのための身体活動基準2013

厚生労働省は2006年(平成18年)に,「健康日本21」の運動基準の目安として「健康づくりのための運動基準2006」を策定しました。これをもとに,2013年(平成25年)からスタートした「健康日本21(第二次)」に合わせて改定したのが,「健康づくりのための身体活動基準2013」です。

それまでに蓄積した研究結果を踏まえ,健康づくりのためには運動だけでなく生活強度を増やすことも重要という視点を新たに盛り込み,名称を「運動基準」から「身体活動基準」に改めました。「身体活動」とは,骨格筋の収縮を伴い安静時よりも多くエネルギーを消費する状態で,「生活活動」と「運動」の2つに分けられます。「生活活動」は日常生活における労働,家事,通勤・通学や趣味など,「運動」は体力の維持や向上を目的として,計画的,意図的に行うものが分類されています(**図1-7**, **1-8**)。

また,身体活動を増加することでリスクを低減できる疾患を,改定前は糖尿病・循環器

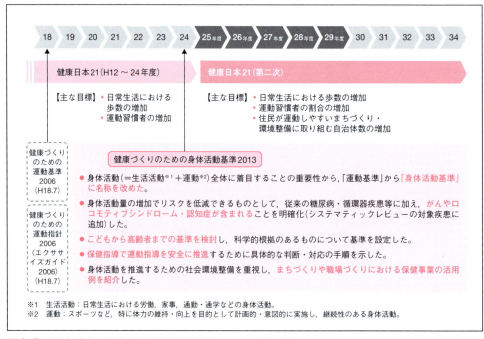

図1-7 健康づくりのための身体活動基準2013(概要)(その1)

疾患等としていましたが，改定版ではがん，ロコモティブシンドローム・認知症を追加しました。さらに，身体活動基準を年齢別に設定し，健診結果のレベルにより，保健指導の際にどのように対応すべきかも明記しています。

また，「健康づくりのための身体活動指針（アクティブガイド）」の「身体活動」（生活活動と運動）では，18〜64歳に「3メッツ以上の強度の身体活動を毎日60分」，65歳以上に「強度は問わず，身体活動を毎日40分」を提唱。これを改めてわかりやすく図式化しています。

メッツとは，安静時のエネルギー消費量を1として，さまざまな身体活動のエネルギー消費量がそれの何倍にあたるかを単位で表したものです。普通歩行は3メッツに相当します。

血糖・血圧・脂質に関する状況		身体活動（＝生活活動＋運動）		運動		体力（うち全身持久力）
健診結果が基準範囲内	65歳以上	強度を問わず，身体活動を毎日40分（＝10メッツ・時／週）	今より少しでも増やす（例えば10分多く歩く）	―	運動習慣をもつようにする（30分以上の運動を週2日以上）	―
	18〜64歳	3メッツ以上の強度の身体活動を（歩行又はそれと同等以上）毎日60分（＝23メッツ・時／週）		3メッツ以上の強度の運動を（息が弾み汗をかく程度）毎週60分（＝4メッツ・時／週）		性・年代別に示した強度での運動を約3分継続可
	18歳未満	― 【参考】幼児期運動指針：「毎日60分以上，楽しく体を動かすことが望ましい」		―		―
血糖・血圧・脂質のいずれかが保健指導レベルの者		医療機関にかかっておらず，「身体活動のリスクに関するスクリーニングシート」でリスクがないことを確認できれば，対象者が運動開始前・実施中に自ら体調確認ができるよう支援した上で，保健指導の一環としての運動指導を積極的に行う。				
リスク重複者又は受診勧奨者		生活習慣病患者が積極的に運動をする際には，安全面での配慮が特に重要になるので，かかりつけの医師に相談する。				

図1-8　健康づくりのための身体活動基準2013（概要）（その2）

7 健康づくりのための身体活動指針（アクティブガイド）

　2006年（平成18年）に，厚生労働省が「健康づくりのための運動基準2006」とともに策定した「健康づくりのための運動指針2006（エクササイズガイド2006）」を改定したものです。運動基準と併せて，具体的にどのような「身体活動」を行えばよいか，運動指針を明記しています。

　「健康づくりのための身体活動指針（アクティブガイド）」では，「健康づくりのための身体活動基準2013」の図中で，全世代に共通して提唱している「身体活動（生活活動と運動）を今より少しでも増やす」ことを実践するために，「ココカラ＋10（プラス・テン）」というキャッチコピーを掲げ，具体的に何をすればよいかをわかりやすく図式化して紹介しています（図1-9，1-10）。

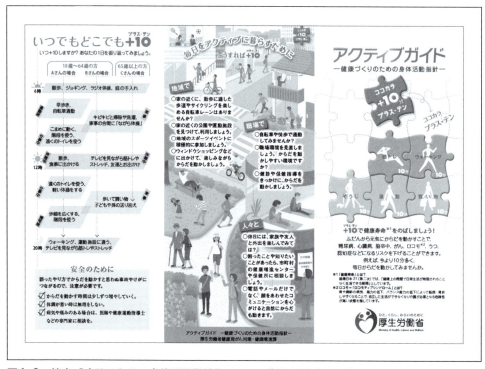

図1-9　健康づくりのための身体活動指針（アクティブガイド）（その1）

7 健康づくりのための身体活動指針（アクティブガイド）

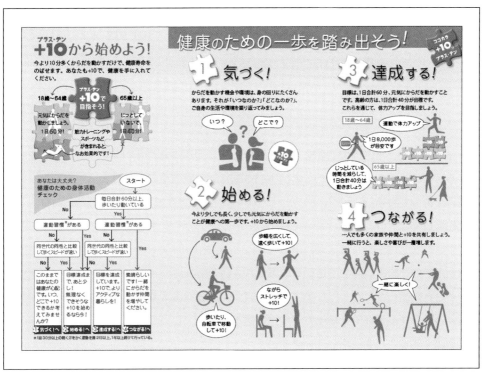

図1-10　健康づくりのための身体活動指針（アクティブガイド）（その2）

8 健康づくりのための睡眠指針2014〜睡眠12箇条〜
〜薬局の店頭で積極的に紹介しましょう〜

　厚生労働省は，2001年（平成12年）度から取り組みを始めた「健康日本21」の睡眠に関する目標の実現のため，2003年（平成15年）に「健康づくりのための睡眠指針〜快適な睡眠のための7箇条」を策定しました。この内容を，2013年（平成25年）からスタートした「健康日本21（第二次）」に合わせて改定したのが「健康づくりのための睡眠指針2014〜睡眠12箇条〜」です（図1-11）。

　第1条では，睡眠時間の不足や質の悪化が生活習慣病に，不眠はうつ病など心の病につながることが明らかになっていることを受け，よい睡眠の大切さを訴えています。第2条では，適度な運動習慣で入眠困難や中途覚醒を減らし，しっかり朝食をとることで朝の目覚めをよくすることを目指しています。

　第3条では，よい睡眠が生活習慣病予防になることを改めて強調し，睡眠時無呼吸症候群とその原因となる肥満は，さらに生活習慣病のリスクを高めることを注意喚起しています。第4条では，不眠や睡眠による満足感が低いときは，心の病気の可能性を示唆しています。第5条では，必要な睡眠時間は6時間以上8時間未満が一般的で，成人以降は加齢によって減少していくとして，自分の適切な睡眠時間を知っておくことを提案しています。

　第6条では，寝室の温度や明るさ，寝る前のリラックス法などで睡眠環境を整えることを勧めています。第7条から第9条では，世代別に注意点を紹介。第10条では，寝る時間が遅くなっても，起きる時間を一定にして太陽の光を浴びることが，睡眠の適正化のポイントであるとしています。第11条では，睡眠中の異常には病気が隠れている可能性があるため，専門医に相談することを勧めています。第12条は，睡眠に関する悩みは，身近な専門家（医師，看護師，薬剤師，保健師，管理栄養士など）に相談すること，薬を用いた治療では，用法や用量を守ることとしています。

　厚生労働省は，「健康づくりのための睡眠指針2014に基づいた健康指導ハンドブック」を作成し，健康教育や保健指導，専門家の研修用と，幅広く活用できる内容にまとめています。

1. 良い睡眠で，からだもこころも健康に。
2. 適度な運動，しっかり朝食，ねむりとめざめのメリハリを。
3. 良い睡眠は，生活習慣病予防につながります。
4. 睡眠による休養感は，こころの健康に重要です。
5. 年齢や季節に応じて，ひるまの眠気で困らない程度の睡眠を。
6. 良い睡眠のためには，環境づくりも重要です。
7. 若年世代は夜更かし避けて，体内時計のリズムを保つ。
8. 勤労世代の疲労回復・能率アップに，毎日十分な睡眠を。
9. 熟年世代は朝晩メリハリ，ひるまに適度な運動で良い睡眠。
10. 眠くなってから寝床に入り，起きる時刻は遅らせない。
11. いつもと違う睡眠には，要注意。
12. 眠れない，その苦しみをかかえずに，専門家に相談を。

図 1-11　健康づくりのための睡眠指針2014〜睡眠12箇条〜

（出典：厚生労働省）

column 休　養

　1994年に「健康づくりのための休養指針」が厚生省（当時）から発表されました。この指針では，豊かな人生を過ごすための休養の必要性が謳われています。

　生活習慣としての休養というと，単位としては「分」から「日」といった程度になると考えられますが，健康づくりのための休養指針では，「養うこと」よりも「休むこと」といった要素が強いと考えられます。

9 食生活指針

　食生活指針は，近年の日本の食生活で問題となっている，生活習慣病の増加，食料自給率の低下，食料資源の浪費などに幅広く対処するため，2000年（平成12年）に文部省（現文部科学省），厚生省（現厚生労働省），および農林水産省が連携して策定されました。この指針は，10項目で構成されています。

　しかし，策定から16年が経過し，食生活関連の施策に様々な進展があったことから，2016年（平成28年）6月に食生活指針が改定されました。改定に伴い，肥満予防と高齢者の低栄養予防を重要視するものとなり，その他の部分も，現状の施策に合わせて一部が見直されました（図1-12）。

1. 食事を楽しみましょう。
2. 主食，主菜，副菜を基本に，食事のバランスを。
3. 適度な運動とバランスのよい食事で，適正体重の維持を。
4. 主食，主菜，副菜を基本に，食事のバランスを。
5. ごはんなどの穀類をしっかりと。
6. 野菜・果物，牛乳・乳製品，豆類，魚なども組み合わせて。
7. 食塩や脂肪は控えめに，脂肪は量と質を考えて。
   ➡ 脂肪の質の注意する必要があるため，「脂肪は量と質を考えて」を追加。
8. 食文化や地域の産物を活かし，郷土の味の継承を。
   ➡「和食：日本人の伝統的な食文化」がユネスコの無形文化遺産に登録されたことを踏まえ，「ときには新しい料理も」を「郷土の味の継承を」に変更。
9. 食料資源を大切に，無駄や廃棄の少ない食生活を。
   ➡ 食品ロスを減らすため，一部変更。
10. 「食」に関する理解を深め，食生活を見直してみましょう。
    ➡ 学習の機会を提供する環境づくりを念頭に，一部変更。

図1-12　2016年（平成28年）6月に改定された「食生活指針」（改定の概要）

参　考
- 食生活指針の解説要領（http://www.maff.go.jp/j/syokuiku/pdf/yoryo.pdf）

10　食事バランスガイド

　2000年（平成12年）に策定された「食生活指針」を実践するために，健康的な食生活の目安として，2005年（平成17年）に厚生労働省と農林水産省が作成したものです。作成には，「食事摂取基準（2005年版）」が用いられましたが，その後2010年版に合わせてエネルギー量が若干変更されました。

　食事バランスガイドでは，1日に「何を」「どれだけ」食べたらよいかが，コマの形を使って具体的に示されています（図1-13）。1日分の食事を，主食，主菜，副菜，牛乳・乳製品，果物と献立を立てやすいように区分し，カロリー計算をしなくても「何を」「どれだけ」がわかりやすいよう，「○つ（SV：サービング）」という新しい単位を使っています。単位の1つ分は，主食が炭水化物（糖質）の約40g，副菜がビタミン・ミネラル・食物繊維の約70g，主菜がたんぱく質の約6gを示しています。図中のイラストは，2200±200kcalの活動量が少ない成人男性の食事例です。活動量の少ない成人女性は，1400〜2000kcalが目安です。

　身体活動レベルは，3つに分けられていますが，食事バランスガイドでは，「低い」と「ふつう以上」に分けています（図1-14）。「何を」「どれだけ」食べたらよいかは，この身体活動レベル，性別，年齢によって決められています（図1-15）。

　食事以外に必要な水分は，コマの芯として描いています。また，コマの回転を運動にたとえ，コマが回転する（運動する）ことが健康づくりに欠かせないことを表しています。コマのひもは回転に勢いをつけるものとして菓子・嗜好飲料をたとえたもので，1日200kcalを目安としています。

　ただし，食事バランスガイドは健康づくりを目的に作られたものですので，高血圧や糖尿病など食事指導が必要な人は，医師や管理栄養士の指示に従う必要があります。

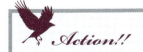

　薬局の店頭でもBDHQの質問票を使ってアセスメントが可能です。トライアルもあるので，チャレンジしてみましょう！！

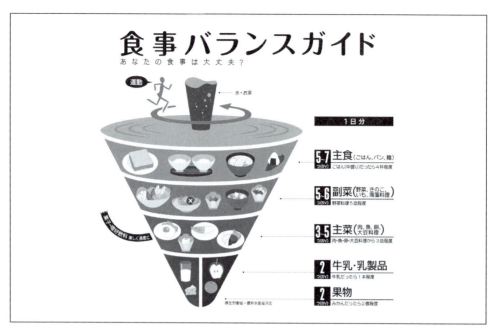

図1-13 食事バランスガイド

(出典:農林水産省)

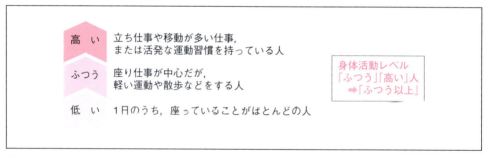

図1-14 活動量に応じた身体活動レベル

(出典:農林水産省)

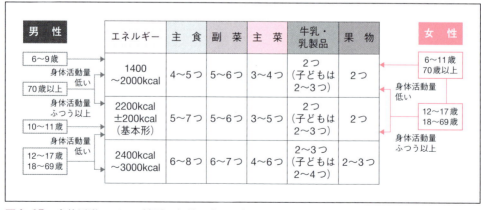

図1-15 身体活動レベル,性別,年齢に応じた摂取量

(出典:農林水産省)

11 日本人の食事摂取基準 2015

　食事摂取基準とは，日本人が摂取するべきエネルギーと栄養素の量の基準を示したものです。健康増進法に基づき，国民の健康の保持・増進のために望ましい基準値を厚生労働大臣が定め，5年ごとに改定を行っています。2015年版には，新たに「生活習慣病の発症予防と重症化予防」という目的が加えられました。使用期間は，2015年度から2019年度までです（図1-16，1-17）。

　2015年版で，エネルギーの摂取量と消費量のバランスを維持することが望ましいという観点から，これまでのエネルギー必要量（kcal/日）に代わり，BMI（body mass index）が主なエネルギーの指標として使われることになりました（表1-2）。

　栄養素の指標は，不足しがちなものは摂取量を増やすよう「推定平均必要量」または「推奨量」が設定されています。どちらの量も十分な科学的根拠が得られない栄養素は「目安

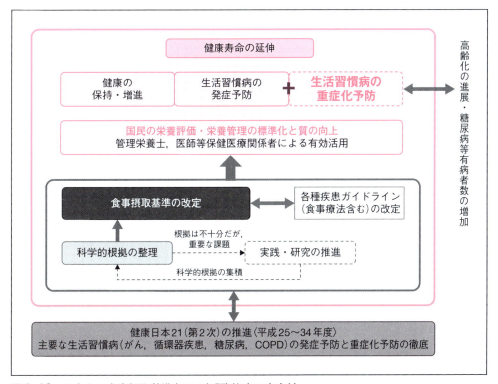

図1-16　日本人の食事摂取基準（2015年版）策定の方向性

量」を表示しています。過剰摂取が心配される栄養素には「耐容上限量」が設定されています。生活習慣病予防のためにとり過ぎや不足が問題となる栄養素には「目標量」が設定されています。また，高血圧予防の観点から，ナトリウム（食塩相当量）の目標量が男女ともに引き下げられました。18歳以上の男性は9g未満から8g未満/日へ，18歳以上の女性は7.5gから7g未満/日となっています。なお，各種学会のガイドラインとの整合性は別途検討が進んでいます。

※ BMIの計算式：体重(kg)÷身長(m)^2

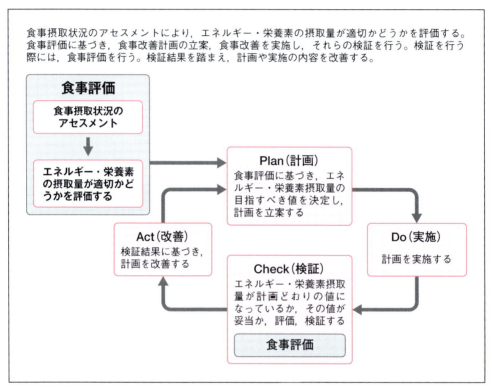

図1-17 食事摂取基準の活用とPDCAサイクル

表1-2 目標とするBMIの範囲（18歳以上）[1,2]

年齢（歳）	3 目標とするBMI (kg/m^2)
18～49	18.5～24.9
50～69	20.0～24.9
70以上	21.5～24.9[3]

1 男女共通。あくまでも参考として使用すべきである。
2 観察疫学研究において報告された総死亡率が最も低かったBMIを基に，疾患別の発症率とBMIとの関連，死因とBMIとの関連，日本人のBMIの実態に配慮し，総合的に判断し目標とする範囲を設定。
3 70歳以上では，総死亡率が最も低かったBMIと実態との乖離が見られるため，虚弱の予防及び生活習慣病の予防の両者に配慮する必要があることも踏まえ，当面目標とするBMIの範囲を21.5～24.9とした。

12 厚生労働省の自殺対策

　日本において，自殺対策はとても重要な施策になっています。厚生労働省の「自殺対策」ホームページでは，多くの取り組みや相談窓口を紹介しています。

- http://www.mhlw.go.jp/stf/seisakunitsuite/bunya/hukushi_kaigo/shougaishahukushi/jisatsu/

●自殺対策強化月間

　自殺対策の緊急的な強化を図るため，自殺総合対策会議において「いのちを守る自殺対策緊急プラン」を決定し，例年，月別自殺者数の最も多い3月を「自殺対策強化月間」と定めました。地方公共団体，関係団体等とも連携して重点的に広報啓発活動を展開するとともに，できる限り幅広い団体からの協賛を得て，当事者が支援を求めやすい環境を作るための「生きる支援」として展開することとしています。

●自殺総合対策推進センター

　改正自殺対策基本法の新しい理念と趣旨に基づき，学際的な観点から関係者が連携して自殺対策のPDCAサイクルに取り組むためのエビデンスの提供および民間団体を含め地域の自殺対策を支援する機能を強化することを使命としています。

- http://jssc.ncnp.go.jp/index.php

●相談窓口

　厚生労働省のホームページに以下の相談窓口が掲載されています。あなた自身や大切な人が悩みを抱えているのであれば，これらの窓口に相談することをお勧めします。

- 電話相談等
  http://www.mhlw.go.jp/stf/seisakunitsuite/bunya/0000133602.html
- 様々な悩みに対応する窓口を紹介するサイト
  http://www.mhlw.go.jp/stf/seisakunitsuite/bunya/0000133643.html
- 悩み別　相談窓口情報等を紹介するサイト
  http://www.mhlw.go.jp/stf/seisakunitsuite/bunya/0000133648.html

13 過量服薬対策・自殺予防対策における薬剤師の役割と取り組み
（東京都薬剤師会資料より一部改変）

　1998年（平成10年）以降，全国で毎年3万人を超える人々が自殺で命を落としています。2015年（平成27年）は若干減少傾向にあるものの，課題は深刻です。そのような状況のなか，薬剤師の日々の業務が過量服薬を未然に防ぎ，ひいては自殺への結びつきを予防することにつながると考えられています。

知識普及・啓発

　薬局は地域の人々にとって身近な医療提供施設であり，医療職である薬剤師は，自殺予防対策に関する地域への啓発を積極的に行うことを期待されています。

- 「眠れていますか？」の声かけなどのわかりやすい気づきのきっかけの提供
- 各種相談機関，医療機関などへのアクセスに関する情報提供
- 薬物依存の危険性などに関する普及啓発

早期発見

　睡眠改善薬などの一般用医薬品の販売時や，相談応需や服薬指導の機会において，精神科の適切な医療が届いていないと考えられる人たちに対する声かけや，かかりつけ医や専門医療機関，相談機関へのつなぎを行うことを期待されています。また，薬局は過量服薬のリスクが高い人たちとの接点が多く，早期発見に結びつく介入効果も期待されています。

- 一般用医薬品の睡眠改善薬の常用者，大量購入者への声かけ，受診勧奨
- 来局者とのコミュニケーションから得る様々な情報を読み取り，医師につなげる
- 専門医療機関や相談機関との連携

適切な薬物治療の提供

　医薬品の適正使用の観点から薬物治療が適切に行われる環境を確保することが薬剤師の責務ですが，薬剤師が通常行う業務をよりきめ細かく行うことが，過量服薬や薬物依存を

未然に防ぎ，自殺予防につながることを意識しましょう。
- 適切な服薬指導による，患者さんの服薬意義の理解の向上
- 処方内容の確認と処方医への疑義照会
- 薬学管理に基づく，コンプライアンス管理を含めた薬学的な管理
- 薬学管理に基づく処方医への疑義照会，情報提供，提案
- 薬学管理に基づく患者さんへの声かけ，相談応需，情報提供，指導

過量服薬，自殺などに関しての相談やフォローアップ体制

NHKのハートネットTVのホームページがお勧めです。
http://www.nhk.or.jp/heart-net/themes/jisatsu/#themeInfo

危険ドラッグ等薬物乱用防止関連サイト

麻薬覚せい剤乱用防止サイト　http://www.dapc.or.jp/
東京都薬剤師会関連サイト　http://www.toyaku.or.jp/health/tobehealthy/nodrugs.html

14 第4次 男女共同参画社会基本計画

　男女共同参画社会とは，男女が互いに人権を尊重し，責任を分かち合いながら，性別に関係なく個性と能力を発揮できる社会を意味します。国はその実現のため，国際社会における取り組みと連携しながら，1999年(平成11年)に「男女共同参画社会基本法」を制定し，2000年(平成12年)に第1次男女共同参画基本計画をスタートさせました。以降，第2次，第3次を経て，様々な取り組みを進め，2015年(平成27年)12月には新たに「第4次男女共同参画社会基本計画」(以下「4次計画」という)を発表しました。

　第4次計画では，①あらゆる分野における女性の活躍，②安全・安心な暮らしの実現，③男女共同参画社会の実現に向けた基盤の整備，④推進体制の整備・強化，を具体的な取り組みとし，①から③の下に12の個別分野を設け，それぞれ2020年(平成32年)を目指した成果目標を設定しています。

　このうち，②の第6分野では「生涯を通じた女性の健康支援」をテーマに掲げています。このテーマでは，リプロダクティブ・ヘルス／ライツ(性と生殖に関する健康と権利)の考え方を視野に入れ，性差に応じた支援を行っていくことを目指しています(**表1-3**，**1-4**)。健康支援の具体的内容は「生涯にわたる男女の健康の包括的な支援」，「妊娠・出産等に関する健康支援」，「医療分野における女性の参画拡大」，「スポーツ分野における男女共同参画の推進」の4つに分けられ，取り組みの内容により，厚生労働省，内閣府，文部科学省など，担当府省を明確化しています。

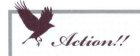

　地域の男女共同参画支援センターを訪問してみましょう！　各種健康講座が開催されています。ぜひ参加してみましょう。一歩進んで協働も！！

表1-3 生涯を通じた女性の健康支援分野の成果目標

項　目	現　状	成果目標（期限）
健康寿命（男女別） （健康寿命とは，日常生活に制限のない期間。）	男性：71.19歳 女性：74.21歳 （平成25年）	健康寿命を1歳以上延伸 男性 70.42歳→71.42歳 女性 73.62歳→74.62歳 （平成22年→平成32年）
子宮頸がん検診，乳がん検診受診率 （子宮頸がん検診は20〜69歳，乳がん検診は40〜69歳を対象に受診率を算出。なお，平成29年度以降の目標は，次期がん対策推進基本計画で策定予定。）	過去1年間の受診率 子宮頸がん：32.7% 乳がん：34.2% 過去2年間の受診率 子宮頸がん：42.1% 乳がん：43.4% （平成25年）	子宮頸がん：50% 乳がん：50% （平成28年度までに）
自殺死亡率（人口10万人当たりの自殺者数） （自殺死亡率の成果目標については「自殺総合対策大綱」（平成24年8月28日閣議決定）に基づく自殺対策の数値目標の見直しが行われる予定。）	現状：19.5 男性：27.6 女性：11.7 （平成26年）	平成17年に比べ 20%以上減少 （平成28年までに）
マタニティマークの認知度 （平成31年以降の成果目標については，健やか親子21について数値目標の見直しが行われる際に検討が行われる予定。）	男女計：45.6% 男性：31.2% 女性：57.6% （平成26年）	男女計50% （平成30年）
妊娠中の喫煙率・飲酒率 （平成31年以降の成果目標については，健やか親子21について数値目標の見直しが行われる際に検討が行われる予定。）	喫煙率：3.8% 飲酒率：4.3% （平成25年度）	なくす （平成30年）
不妊専門相談センターの数	63都道府県市 （平成27年度）	全都道府県・指定都市・中核市で実施 （平成32年度）
25歳から44歳までの就業医師に占める女性の割合	30.1% （平成26年）	31% （平成32年）

表1-4 生涯を通じた女性の健康支援分野の成果目標（運動習慣のある者の割合）

項　目	現　状	成果目標（期限）
20〜64歳（男女別）	男性：20.9% 女性：17.5% （平成26年）	男性：33% 女性：30% （平成32年）
65歳以上（男女別）	男性：42.4% 女性：35.7% （平成26年）	男性：56% 女性：46% （平成32年）
1週間の総運動時間が60分以上の児童生徒の割合（男女別） （小学校は5年生，中学校は2年生に関する数値。）	中学校女子：79.0% 中学校男子：92.9% 小学校女子：87.0% 小学校男子：93.4% （平成27年）	中学校女子：80% 中学校男子：95% 小学校女子：90% 小学校男子：95% （平成32年）

15 女性の健康週間（女性の健康づくり運動）

　国は，2007年（平成19年）にスタートした「新健康フロンティア戦略」のなかで女性の健康力を高める戦略を打ち出し，2008年（平成20年）以降，毎年3月1日から3月8日までを「女性の健康週間」と定め，女性の健康づくりを国民運動として支援しています。2013年（平成25年）度からは，新たに開始された「健康日本21（第二次）」に合わせて，地方自治体や関係団体と協力しながら，様々な啓発事業やイベントを展開しています。

　「女性の健康週間」は，もともとは2005年（平成17年）に，「産婦人科医が女性の健康を生涯にわたって総合的に支援すること」を目指して，日本産科婦人科学会と日本産婦人科医会が始めた活動です。その活動に，2008年（平成20年）から厚生労働省も加わり，女性が生涯を通じて健康で明るく，充実した日々を自立して過ごすことを総合的に支援しています。

女性の健康力

　2007年（平成19年）の「新健康フロンティア戦略」において，「女性の健康力」が柱の1つに位置付けられました。女性の健康力を推進するためには，生活の場（家庭，地域，職域，学校）を通じて，女性の様々な健康問題を社会全体で総合的に支援することが重要とされます。

　健康日本21（第二次）では，健康寿命と平均寿命の差である「日常生活に制限のある期間」は，女性の方が長いこと（約13年間），妊娠中の喫煙は，妊婦自身の能動喫煙による健康被害とともに，胎児に対する「受動喫煙」による健康被害が明らかにされていること，さらに，子宮頸がんや乳がんの予防や早期発見が重要であることなど，女性には特有の健康問題が存在し，その対策が必要とされていることを明確にし，そのための取り組みを推進しています。

16 ロコモティブシンドローム

　ロコモティブシンドローム(略称「ロコモ」)とは，筋肉，骨，関節，椎間板などの運動器のいずれか，または複数に障害が起こり，運動機能が低下した状態のことで，「運動機能症候群」ともいいます。放置しておくと，寝たきりや要介護になるリスクが高くなるため，日本整形外科学会では，2007年(平成19年)にロコモの概念を提唱し，ロコモの予防と早期発見・治療により，健康寿命を延ばすための啓蒙活動を始めました。その後，「ロコモチャレンジ！　推進協議会」を設立し，対策を進めています。

　ロコモかどうかは「7つのロコチェック」「ロコモ度テスト」が目安となります(図1-18)。また，ロコモ予防のためのロコトレ(ロコモーショントレーニング)を紹介しています。基本の体操はバランス能力を高める「片脚立ち」と下半身の筋力を鍛える「スクワット」の2本に絞り，毎日続けてもらうことに重点をおいています。詳しくは，ロコモチャレンジのHPを参照してください。

- https://locomo-joa.jp/

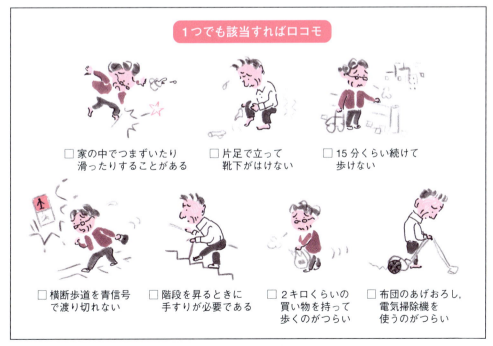

図1-18　7つのロコチェック〜自分の体の状態を知ろう〜

17 フレイルとサルコペニア

フレイルとは

　フレイル(Frailty)とは，加齢に伴い様々な機能が低下している状態のことで，英語で「虚弱」を意味します。ロコモとサルコペニアは加齢に伴う身体的機能の低下を問題にしていますが，フレイルは身体的機能だけでなく，認知機能や栄養状態，日常生活の活動性など精神・心理的問題，社会的問題まで広範囲にわたっているのが特徴です(図1-19)。

　フレイルの評価は主に，①体重の減少，②歩行速度の低下，③握力の低下，④疲れやすい，⑤身体活動レベルの低下，のうち3つが当てはまるとフレイルとする方法が使われています。フレイルと評価された場合は，健康的な状態に戻し，要介護に移行する可能性を減らすため，適切な介入・支援が必要となります。介入する場合は，持病があれば適切な治療を行う，運動療法と栄養療法をセットで行う，感染症など予防できる病気は予防接種などで予防することが有効とされています。

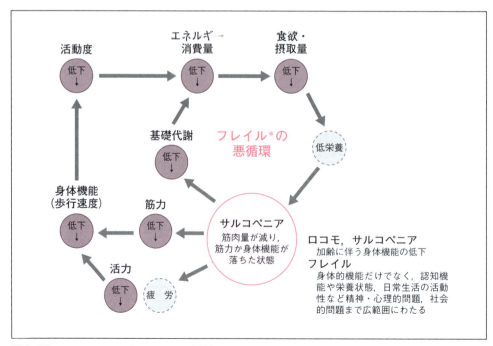

図1-19　サルコペニアとフレイルの関係

サルコペニアとは

　サルコペニアとは，加齢により筋肉の量が減少していくことで，ギリシャ語のサルコ（sarx，筋肉）とペニア（penia，減少）の造語です。個人差はありますが，筋肉は30歳前後から減少し始め，加齢により加速し，放置するとつまずきや転倒のリスクが高まります。骨強度が低下していると骨折の原因になり，要支援や要介護につながります。

　ロコモは筋肉や関節など運動器の障害で引き起こされますが，サルコペニアは特に「加齢にともなって生じる骨格筋量と骨格筋力の低下」と定義されています。サルコペニアかどうかの判断の1つに，歩行速度があります。若年男性の平均歩行速度は1.5～1.6m/秒で，0.8/秒以下になると身体能力が低下したと判断されます。握力で判断する場合は，男性25kg，女性20kg以下が筋力低下の目安とされています。

　サルコペニアの原因には，加齢のみが原因の「原発性サルコペニア」と，活動量，病気，栄養が関係する「二次性サルコペニア」があります。これらの対策は，原因を突き止めたうえで行う必要があります（**表1-5**）。

　サルコペニアの予防は，筋肉を増やして筋力を高めるために，適度な運動を行い十分なたんぱく質を摂取することがポイントになります。筋肉に抵抗（レジスタンス）をかける運動を行うようにします。具体的には，腕立て伏せやスクワットなど自分の体重で負荷をかける方法と，ダンベルやマシンなどの器具を使う方法があります。

表1-5　サルコペニアの原因による分類

分　類	原　因
原発性サルコペニア 　加齢性サルコペニア	加齢以外の原因がない
二次性サルコペニア 　身体活動性サルコペニア 　疾患性サルコペニア 　栄養性サルコペニア	ベット上安静，運動しない生活スタイル，廃用，無重力状態 高度な臓器障害（心臓，肺，肝臓，腎臓，脳），炎症性疾患，悪性腫瘍，内分泌疾患 吸収不良，胃腸疾患，食欲不振をきたす薬物の乱用，蛋白質摂取不足

18 骨粗鬆症検診

　骨粗鬆症検診は，2002年（平成14年）に成立した健康増進法の第19条の2に基づき，市町村が行う「健康増進事業」の1つです。実施にあたり必要な援助は，都道府県が行うことになっています。

　骨粗鬆症検診は40，45，50，55，60，65，70歳の女性を対象に，各市町村の保健所や保健センター，指定の医療機関で行っています。問診と骨量測定が基本で，「異常なし」，「要指導」，「要精検」のいずれかの判定がなされます。「要指導」の人には，生活習慣の改善などを，「要精検」の人には医療機関を受診するよう指導します。骨密度の値は，YAMが用いられます。YAMは，20歳から40歳の成人女性の平均値を基準にしています。基準の80％以上は正常，70〜80％は骨量減少で要注意，70％未満は骨粗鬆症と診断されます。

　骨粗鬆症の予防のためには，食生活，運動習慣を含めた生活習慣全般の見直しが必要です。なかでもカルシウムは日本人に不足している栄養素の1つで，意識して摂るように工夫することが求められています。

column 「お達者検診」

　加齢とともに，知らないうちに運動能力，体力，認知機能などが低下していくことを，「老年症候群」と呼んでいます。その状況を早期発見し，できるだけQOLを低下させないことを目的に，東京都老人総合研究所が始めたのが「お達者検診」です。検診では，身体計測，医学検診（問診・血圧測定，骨密度測定など），運動機能検査（握力，バランス，歩行速度の測定など），生活習慣の聞き取り調査，認知機能検査などを行います。

　当初は研究所のある板橋区だけで行われていましたが，全国に広めるために，簡便な検診モデルとして「おたっしゃ21」が開発されました。おたっしゃ21では，18項目の面接聞き取り調査と，3項目の運動機能検査を行います。

19 ストレスチェック制度

　2015年(平成27年)12月から，労働者が50人以上いる事業場では，毎年最低1回，労働者にストレスチェックを行うことが義務づけられました。近年，仕事や職場での生活で強いストレスを感じる人や，うつなどのメンタルヘルスの不調により休業や退職する人が増えたことへの対策として，労働安全衛生法を改正することにより導入されたもので，第1回目のストレスチェックは，2016年(平成28年)11月までに実施するよう通知されています。

　ストレスチェックは，労働者がストレスに関する質問票に記入する方式で行われます。国は，57項目の「職業性ストレス簡易調査票」を提示して，活用を推奨しています（**表1-6**）。また，ストレスチェックの結果を本人に通知するための推奨例も提案しています（**図1-20**）。

　この結果により，労働者がストレスの状態を自覚し，軽度な場合は自ら対処（セルフケア）するきっかけになることを目指しています。ストレスが高い状態の労働者に対しては，医師の面接指導を実施し，事業者側が仕事の軽減や職場の環境改善を行うなど，労働者のメンタルヘルスの不調を未然に防ぐことを目的としています。これにより，事業者にとっても，人材確保や労働生産性の向上などの効果が期待されています（**図1-21**）。

表1-6　国が推奨する57項目の質問票（職業性ストレス簡易調査票）

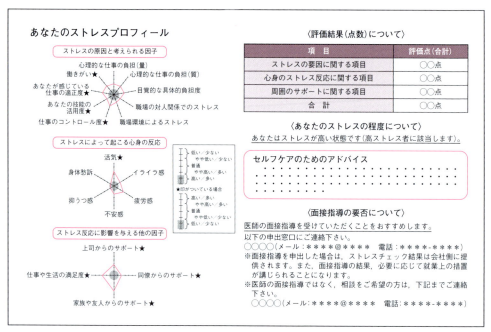

図1-20　本人に通知するストレスチェック結果のイメージ

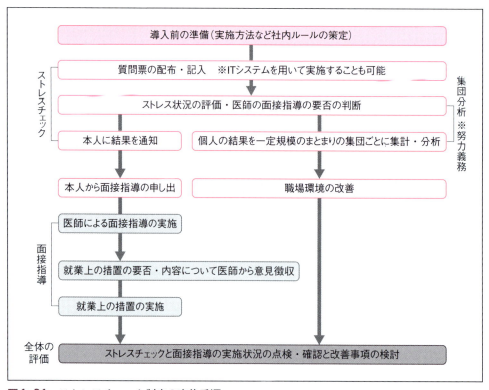

図1-21　ストレスチェック制度の実施手順

（出典：厚生労働省）

学んでおきたい
基本知識2

要指導医薬品等概説

✏ 学ぶべき事項

1. 薬局，医薬品販売業及び医療機器販売業並びに医薬品等の取扱いに関する「医薬品，医療機器等の品質，有効性及び安全性の確保等に関する法律」の規定
2. 要指導医薬品等の基本的な薬効群を中心とした代表的な製剤の成分，効能効果，副作用，用法用量，使用方法（お薬手帳の活用を含む。）等
3. 薬局利用者の個々の訴え別に，適切に情報を収集し状態，状況を把握するための知識（病態生理学，薬理学等）
4. 要指導医薬品等に関する情報収集の方法（PMDA メディナビ等）

🏅 達成目標

1. 薬局，医薬品販売業及び医療機器販売業並びに医薬品等の取扱いに関する「医薬品，医療機器等の品質，有効性及び安全性の確保等に関する法律」の規定について，住民の目線でわかりやすく説明でき，住民の理解を得ることができる。
2. 要指導医薬品等の基本的な薬効群を中心とした代表的な製剤の成分，効能効果，副作用，用法用量，使用方法（お薬手帳の活用を含む。）等について熟知し，地域住民が適切に使用できるように提供・指導できる。
3. 要指導医薬品等の重篤な副作用の早期発見や認められた場合の対応について，地域住民にわかりやすく説明できる。
4. 薬局利用者の状態に合わせた適切な対応（かかりつけ医や医療機関への受診勧奨，要指導医薬品等の推奨，生活習慣の改善のための助言，適切な対応先の紹介等）を判断し，実践できる。
5. 新しく販売された要指導医薬品等について，住民の目線でわかりやすく説明できる。

20 医薬品販売業及び医療機器販売業並びに医薬品等の取扱いに関する「医薬品,医療機器等の品質,有効性及び安全性の確保等に関する法律」の規定

　2014年(平成26年)11月25日,71年にもわたって使用されてきた薬事法が改正され,「医薬品,医療機器等の品質,有効性及び安全性の確保等に関する法律」(略称「医薬品医療機器等法」)が施行されました。従来の医薬品,医薬部外品,化粧品を中心とする法律では今日のCT,MRIなどのメンテナンスを必要とする電子医療機器への対応が難しいため,耐久資材用の承認・許可とし,また細胞加工し,製造される「再生医療等製品」なども含めた医療に用いられるすべての医療資材に対して品質,有効性及び安全性の確保のための規制が薬事法以上に必要であることから,それらを含めた規制となるよう改正されたものです(図2-1)。

　安全性等に関わる規制も強化され,事業者へ許可や免許を与えることの裏側として常に生命関連性を意識しながら製造,販売の段階に至るまで副作用報告や回収など遵守規定を設け,危害の発生や拡大防止を図っています。

　健康サポート薬局としても,医薬品,一般用医薬品や医薬部外品や化粧品,健康食品,健康器具,一般用検査薬などの適正使用に寄与できるよう,十分に理解していきたい法律です。

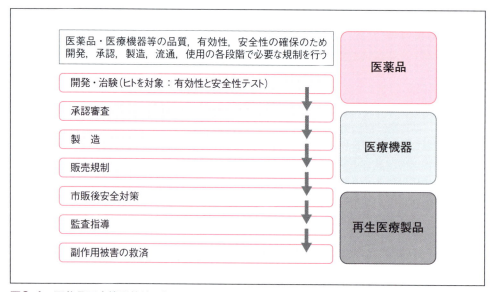

図2-1　医薬品医療機器等法の概要

21 OTC医薬品のリスク区分

　2009年（平成21年）の薬事法改正では，リスクに基づきOTC薬を第1類，第2類，第3類の3区分に分類し，情報提供や販売の方法が明確化されました．併せて，OTC薬の販売を担う専門家として，薬剤師とは別に登録販売者制度が始まりました．さらに，2013年（平成25年）の薬事法改正では，以下の4区分に分類されました（**表2-1**）．

①**要指導医薬品**：劇薬指定品目と安全性調査の終了していないスイッチ直後OTC薬もしくはダイレクトOTC薬が含まれます．店頭のみの販売で，書面もしくは電磁的記録による情報提供が義務づけられました．

②**第1類医薬品**：特にリスクが高い一般用医薬品で，使用経験が少ないなどの理由から，安全性について特に注意を要する成分を含みます．特定販売は可能ですが，書面もしくは電磁的記録による情報提供が義務づけられました．

③**第2類医薬品**：リスクが比較的高い一般用医薬品で，まれに入院相当以上の健康被害が生じる可能性があるもの．特定販売は可能で，情報提供は努力義務とされました．かぜ薬，解熱鎮痛薬，胃腸鎮痛系薬，外用消炎・鎮痛薬などが分類されます．第2類のなかでも相互作用や患者背景などに注意を要するものは，指定第2類医薬品に分類されます．

④**第3類医薬品**：リスクが比較的低い一般用医薬品で，日常生活に支障を来すほどではないが，身体の変調・不調が起こる恐れのある成分を含むもの．特定販売は可能で，情報提供に関する規定もありません．ビタミンB，ビタミンC配合の保健薬，主な整腸薬，消化薬などが相当します．

表2-1　要指導医薬品および一般用医薬品の分類と陳列，情報提供など（厚生労働省の資料を基に作成）

分類	対応する専門家	陳列方法	販売時の情報提供	販売後の相談対応
要指導医薬品	薬剤師	鍵をかけた陳列設備や，購入者などが直接手を触れることができない（1.2m以内に侵入できない措置の陳列設備に陳列する）	義務	義務
第1類	薬剤師	鍵をかけた陳列設備や，購入者などが直接手を触れることができない（1.2m以内に侵入できない措置の陳列設備に陳列する）	義務	義務
第2類	薬剤師または登録販売者	購入者が直接手を触れてもよい．ただし情報提供するための設備から7m以内の範囲に陳列する	努力義務	義務
第3類	薬剤師または登録販売者	要指導医薬品や第1類，第2類医薬品と混在させずに陳列する	規定なし	義務

22 セルフメディケーションとは

「セルフメディケーション」は，自律・自立・自己責任

　WHO は，セルフメディケーションを**「自分自身の健康に責任を持ち，軽度な身体の不調は自分で手当てすること」**と定義しています。セルフメディケーションを日本で行う，つまり，自分の健康に責任を持ち，維持していくためには，身近な一般医薬品の適切な選択・使用の推進が必要です。このことから医薬品制度が見直され，薬事法（現医薬品医療機器等法）の改正により，OTC 医薬品の分類という新しいルールができ，現在に至ります。

　こうした健康への意識の高まりや行政の一連の流れに伴い，医薬品に加え，自分の健康状態を知るために利用できる各種セルフメディケーション支援ツールとして，血圧計，体重計，歯磨き剤，尿検査試薬など，自分の体調を示す検査手法が増えて，手軽に検査できるようになってきました。これらは現在，薬局でも取り扱われています。

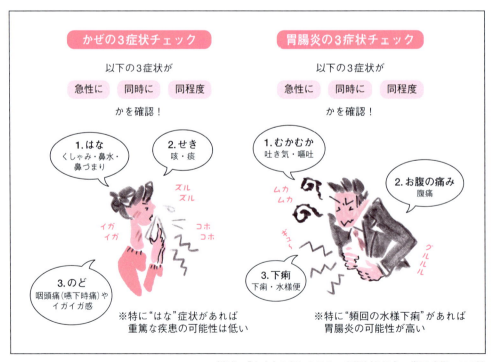

（出典：「よくある気になるその症状」（じほう，岸田 直樹，2015））

セルフメディケーションにおけるドラッグストア・薬剤師の役割

　セルフメディケーションといっても，医薬品，検査キットや健康食品など，様々な商品からどれを選べばよいか迷うことから，ニーズ，目的に応じた適切な選択と利用方法などの総合的なアドバイザーが必要です。病院へ出向くことなく健康のセルフチェックができる場やシステムが多方向に広がりつつあり，衛生用品などの買い物の場を提供しているドラッグストアや調剤薬局は，地域コミュニティのセルフメディケーションシステムとして機能することができます。

　このとき，薬剤師には，情報収集と提供，医薬品の提供，教育支援，健康への協力・支援者，さらに特別な身体要件のある方への専門的支援など，あらゆる重要な役割を担う役割が求められています。

 Action!! 　健康サポート薬局

　～地域の健康拠点としてセルフメディケーションの普及により地域に貢献しましょう！～

出典・引用
- The role of the pharmacist in self-medication, WHO, 1998
- http://apps.who.int/medicinedocs/en/d/Jwhozip32e/5.html
- http://www.mhlw.go.jp/seisakunitsuite/bunya/kenkou_iryou/kenkou/kenkounippon21/index.html

参　照
- 日本OTC医薬品協会　http://www.jsmi.jp/

23 一般用医薬品添付文書

　現在，一般用医薬品の添付文書は，平成23年10月14日付け医薬食品局長通知により改正された添付文書記載要領に沿って作成されています。一般用ではありますが，添付文書は広告的要素を控え，承認された範囲で用いられる事項についての記載としながらも一般使用者が理解し，自ら判断できる内容となっています。出来るかぎり全項目記載ですが，記載すべき適切な情報がない場合は，項目名ごと省略することも可能です。要指導医薬品が医療用から移行して間もなく，薬剤師が対面で書面による情報提供が必要となっており，原則3年で一般用医薬品へ移行され，ネット販売も可能となります。

　（記載項目及び記載順序）原則として6〜8ポイント以上の活字，重要項目ゴシック体
1. 改訂年月：重要な内容変更時は改訂年月と改訂箇所を明示
2. 添付文書を必読し，保存しておくことの指示書き
3. 販売名及び薬効名，リスク区分（第1，2，3類医薬品，要指導医薬品）
4. 製品の特徴：製品の概要を簡潔に記載
5. 使用上の注意：重要項目を前に配置し，2項目以上にわたり重複しない。「してはいけないこと」次の人は，部位，他剤を併用しないこと。「相談すること」使用前に医師，歯科医師又は薬剤師に相談，次の場合は直ちに使用中止，相談。
副作用は表などでわかりやすくする。
6. 効能又は効果：承認を受けたものを記載，承認を要しないものも医学・薬学的に認めるものを記載
7. 用法及び用量：承認を受けたものを記載，承認を要しないものも医学・薬学的に認めるものを記載
8. 成分及び分量：有効成分の名称，分量，医薬品添加物の名称
9. 保管および取扱上の注意
10. 消費者相談窓口
11. 製造販売業者の氏名，名称及び住所

表2-2 健康サポート薬局に常備する一般用医薬品

大分類	No	小分類
精神神経用薬	1	かぜ薬（内用）
	2	かぜ薬（外用）
	3	解熱鎮痛薬
	4	催眠鎮静薬
	5	眠気防止薬
	6	鎮うん薬（乗物酔防止薬，つわり用薬を含む）
	7	小児鎮静薬（小児五疳薬等）
	8	その他の精神神経用薬
消化器官用薬	9	ヒスタミン H_2 受容体拮抗剤含有薬
	10	制酸薬
	11	健胃薬
	12	整腸薬
	13	消化薬
	14	制酸・健胃・消化・整腸を2以上標榜するもの
	15	胃腸鎮痛鎮けい薬
	16	止瀉薬
	17	瀉下薬（下剤）
	18	浣腸薬
	19	駆虫薬
	20	その他の消化器官用薬
循環器・血液用薬	21	強心薬（センソ含有製剤等）
	22	血管補強薬
	23	動脈硬化用薬（リノール酸，レシチン主薬製剤等）
	24	貧血用薬
	25	その他の循環器・血液用薬
呼吸器官用薬	26	鎮咳去痰薬
	27	含嗽薬
	28	その他の呼吸器官用薬
泌尿生殖器官及び肛門用薬	29	内用痔疾用薬
	30	外用痔疾用薬
	31	その他の泌尿生殖器官及び肛門用薬
滋養強壮保健薬	32	ビタミン A 主薬製剤
	33	ビタミン D 主薬製剤
	34	ビタミン E 主薬製剤
	35	ビタミン B_1 主薬製剤
	36	ビタミン B_2 主薬製剤
	37	ビタミン B_6 主薬製剤
	38	ビタミン C 主薬製剤
	39	ビタミン AD 主薬製剤
	40	ビタミン B_2B_6 主薬製剤
	41	ビタミン EC 主薬製剤
	42	ビタミン $B_1B_6B_{12}$ 主薬製剤

大分類	No	小分類
滋養強壮保健薬	43	ビタミン含有保健薬(ビタミン剤等)
	44	カルシウム主薬製剤
	45	タンパク・アミノ酸主薬製剤
	46	生薬主薬製剤
	47	薬用酒
	48	その他の滋養強壮保健薬
女性用薬	49	婦人薬
	50	現在販売中止
	51	その他の女性用薬
アレルギー用薬	52	抗ヒスタミン薬主薬製剤
	53	その他のアレルギー用薬
外皮用薬	54	殺菌消毒薬(特殊絆創膏を含む)
	55	しもやけ・あかぎれ用薬
	56	化膿性疾患用薬
	57	鎮痛・鎮痒・収れん・消炎薬(パップ剤を含む)
	58	みずむし・たむし用薬
	59	皮膚軟化薬(吸出しを含む)
	60	毛髪用薬(発毛,養毛,ふけ,かゆみ止め用薬等)
	61	その他の外皮用薬
眼科用薬	62	一般点眼薬
	63	抗菌性点眼薬
	64	アレルギー用点眼薬
	65	人工涙液
	66	コンタクトレンズ装着液
	67	洗眼薬
	68	その他の眼科用薬
耳鼻科用薬	69	鼻炎用内服薬
	70	鼻炎用点鼻薬
	71	点耳薬
	72	その他の耳鼻科用薬
歯科口腔用薬	73	口腔咽喉薬(せき,たんを標榜しないトローチ剤を含む)
	74	口内炎用薬
	75	歯痛・歯槽膿漏薬
	76	その他の歯科口腔用薬
禁煙補助剤	77	禁煙補助剤
漢方製剤	78	漢方製剤(210処方)
	79	その他の漢方製剤
生薬製剤(他の薬効群に属さない製剤)	80	生薬製剤(他の薬効群に属さない製剤)
公衆衛生用薬	81	消毒薬
	82	殺虫薬
一般用検査薬	83	一般用検査薬(尿糖・尿タンパク)
	84	一般用検査薬(妊娠検査)
その他(いずれの薬効群にも属さない製剤)	85	その他(いずれの薬効群にも属さない製剤)

24 OTC医薬品で副作用と思われる症状がみられたときの対処

　副作用が疑われる症状が出ていたら，患者さんが服用しているOTC薬をすべて中止させ，医療機関への受診を勧告することが基本です。服用を中断させることが困難な場合には，「副作用の可能性があるので，自己判断で服用を継続せず，病院や診療所を受診してください」などと伝え，患者さんの薬歴に，副作用の疑いの発見と，それについてどう対応したかを記録しておく必要があります。

医薬品副作用被害救済制度

　医薬品副作用被害救済制度は，独立行政法人医薬品医療機器総合機構法に基づき，医薬品等を適正に使用したにもかかわらず発生した副作用による健康被害を受けた方に対し，医療費等の給付を行い，被害を受けた方の迅速な救済を図ることを目的に，1980年（昭和55年）に創設されました。再生医療等製品については，2014年（平成26年）11月25日以降より適用されています。

給付の請求と決定

　副作用救済給付の請求は，健康被害を受けた本人（死亡した場合はその遺族のうち最優先順位の人）が請求書に診断書などの必要な書類を添えて提出します。必要書類は，医師の診断書，投薬・使用証明書です。診断書は，副作用救済給付の種類および発生した副作用の症状によって様式が異なるため，それぞれの種類，症状に応じたものが必要です。

　請求を受け付けた後，PMDAは厚生労働大臣による医学・薬学的判定に基づいて給付の支給の可否を決定します。なお，この決定に対して不服がある請求者は，厚生労働大臣に対して審査を申し立てることができます（審査の申し立ての期間は支給の決定があった日の翌日から3月以内）。

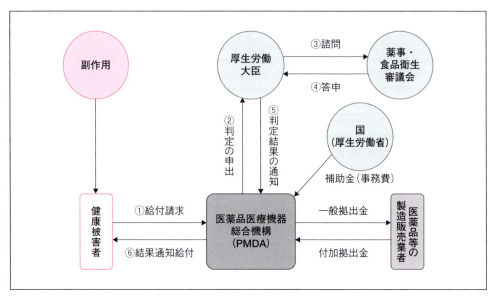

図 2-2 医薬品副作用被害救済制度の仕組み（厚生労働省ホームページより）

救済制度相談窓口

① 電話での問い合わせ　0120-149-931（フリーダイヤル）

　受付時間：月曜日から金曜日（祝日・年末年始を除く）午前9時から午後5時

　※ IP 電話等の方でフリーダイヤルが利用できない場合は，03-3506-9411（有料）

② メールでの問い合わせ　kyufu@pmda.go.jp

25 自分のからだの状態を チェックできる簡易検査

　技術の進歩により，自分の体調を調べる臨床検査や指標が次々と身近で手頃なものになってきています。その種類も，昔から利用されてきた検査項目から，近年明らかになってきた検査マーカーなど様々です。さらに，スマートフォンなどの携帯型端末の普及によって，身体に装着して操作し連動させることによりデータを集め，分析結果を瞬時に得られるアプリケーションソフトも次々と開発され，様々な方向から身体の様子を測定できるようになってきました。

　薬剤師には，こうした検査機器や付属商品などを用いて「セルフメディケーション」を支援する役割も求められています。そのためにも，測定や数値が意味することの基本を理解することが大切です。

● 体重・体脂肪計（体組成の測定）

　体重は，食生活や運動など体調管理のうえで必ず測定します。管理する際には，起床後や食後2時間以上経った後など，体内水分量が安定した時間かつ毎日同じ時間帯に測定します。

- オムロン　体重体組成計　http://www.healthcare.omron.co.jp/product/hbf/　など

● 歩数計

　1日の歩数や，活動量を計算して，運動を促す指標として活用します。

- オムロン歩数計　http://www.healthcare.omron.co.jp/product/hja/　など

● 尿糖試験紙

　試験紙で尿を浸すことで食後1～2時間の糖分を測定できます。

- テルモ　新ウリエース GA　など
  http://www.terumo.co.jp/consumer/products/healthcare/shikenshi/ga.html

● 尿蛋白検査薬

　尿を試験紙にかけて10秒程度で紙の色変化により蛋白陽性かどうかを判定できる検査薬です。慢性腎臓病(CKD)の方などの腎機能管理に用いることができます。

- テルモ　マイウリエース T

    https://www.terumo.co.jp/pressrelease/detail/20120926/40　など

● **尿中塩分試験紙**

尿に試験紙を短時間浸すことで尿中の塩分を測定できます。1日蓄尿，もしくは早朝（夜間）尿を用い，色により2g/L刻みで2〜14g/Lの範囲で測定します。血圧と合わせて定期的に管理し，塩分コントロールについて確認します。

- シオチェック　https://karadacheck.com/check-kit/sio-check/
- 食塩キットウロペーパー

    http://www.eiken.co.jp/product/uropaper/pdf/E-PN30.pdf　など

● **電子塩分計**

塩分を含む食事の塩分濃度を測定する機器。味噌汁などの液体に挿入するなどで塩分を測定します。日々の食事における塩分コントロールをするために用います。

- タニタ　しおみスプーン　http://www.tanita.co.jp/product/c/c1030q0/　など

● **血圧測定器**

上腕部に圧力をかけて血圧を測定します。病院等では計測が自分でできるので診療前にルーチン検査の1つとなっていることも多いようです。

- デジタル血圧系　上腕式デジタル血圧計　など

    http://www.tanita.co.jp/product/g/_TBP221PR/

● **カロリー計算機**

食品成分表に基づいた食品および料理が登録されており，煩雑な計算をせずに簡単にカロリーを計算することができます。ただし，調理法などによる実際の数値と差が出る可能性も視野に入れます。

- タニタ　カロリー計算機　http://www.tanita.co.jp/product/g/_TCK005WH21/　など

● **血糖測定器**

指先から末梢血を採り，数滴をチップに吸わせて，血糖値を測定できます。簡易で安全性を考えた針穿刺の仕組みを取り入れているので自己採血もでき，糖尿病の血糖値管理に便利です。

- テルモ　メディセーフフィット　http://mds.terumo.co.jp/guideline/index.html　など

● その他

　長寿の指標となるテロメアの測定や，自分の遺伝子を調べるキットなど，バイオテクノロジーを活かした商品が出始めています。しかし，医療保険や当局への申請・認可がされたものは少なく，感度や特異性などの様々なデータを確認しながら進めていくことが大切です。

- ソイチェック　https://karadacheck.com/check-kit/soy-check/
- サビチェック　https://karadacheck.com/check-kit/sabi-check/

● 郵送健診

　ホームページサイトから申し込むとキットが届き，検査キットの測定後の結果も郵送で扱われるもので，各種がん検査，B・C型肝炎，生活習慣病健診，ピロリ菌など多くの疾患に対する検査が可能です。

- デメカル血液検査キット

　http://demecal-kensakit.kenkousenka.jp/demecal/#item　など

column　体組成と基礎代謝

　体組成は，身体が何で出来ているかを表す指標の1つです。からだは「脂肪」「筋肉」「骨」「水分」などで構成されています。これらの比率が乱れると，体調の乱れや生活習慣病の発症などにつながります。最近では，性能のよい体組成計を身近で使えるようになり，体重や体脂肪率，筋肉量，BMI，基礎代謝量，脚点，骨密度など様々なからだのデータを測定できるようになりました。

　一方，基礎代謝とは，通常の生活における心地よい環境のなかで，身体を正常に維持するために必要なエネルギー（エネルギー産出量）のことを指します。通常の生活における心地よい環境とは，快適な環境温度(20〜25℃)のもとに，肉体的にも精神的にも安静状態にあり，食後12〜15時間を経て消化・吸収作用終了後の状態での仰臥時(覚醒)の状態を指します。その心地よい環境のなかで，心臓や様々な臓器を動かしたり，呼吸をしたり，体温を維持したりなど生きるために必要なエネルギーを測定しています。

　測定にはいくつかの方法があります。専門的になりますが，直接法と間接法，閉路循環式または開路循環式および体表面積などから算出する方法などがありますが，最近では，体組成計などで簡単に誰でも測定できるようになりました。

26 セルフメディケーション税制

　2016年(平成28年)6月17日,厚生労働省はセルフメディケーション税制の対象となるスイッチOTC薬(要指導医薬品および一般用医薬品のうち,医療用から転用された医薬品)の品目と成分名ごとの品目数を公表しました。同日時点の対象品目は1492品目で,インドメタシンが208品目,プレドニゾロン吉草酸エステルが184品目,フェルビナクが154品目,イブプロフェンが148品目などとなりました。

　厚生労働省のホームページに販売名および製造販売業者名,成分名の一覧が掲載されています(「セルフメディケーション税制対象医薬品　品目一覧」)が,対象品目は増減するため,対象品目リストは必要に応じて2ヵ月おきに更新する予定だということです。

　セルフメディケーション税制(医療費控除の特例)は,適切な健康管理のもとで医療用医薬品からの代替を進めるという観点から,一定の取り組み(特定健康診査,予防接種,定期健康診断,健康診査,がん検診)を行う個人が,2017年(平成29年)1月1日から2021年(平成33年)12月31日までの間にスイッチOTC薬を購入した際に,その購入費用について所得控除を受けることができる制度です。スイッチOTC薬の購入費用の合計額が1万2000円を超えた場合,合計額を超えた金額(合計金額が8万8000円を超える場合には8万8000円)について,その年分の総所得金額等から控除されます。

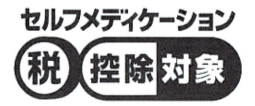

セルフメディケーション税制対象製品のパッケージに表示する共通識別マーク

学んでおきたい 基本知識 3

健康食品，食品

📝 学ぶべき事項

1. 特別用途食品及び保健機能食品並びに機能性表示食品制度の概要
2. 健康食品による有害作用並びに食品及び健康食品と医薬品の相互作用
3. 健康食品の最新情報
4. 健康食品に関する適正使用と情報提供
5. 健康食品，食品の情報収集・評価の手法

🏅 達成目標

1. 特別用途食品及び保健機能食品並びに機能性表示食品制度について，説明できる。
2. 健康食品による有害作用並びに食品及び健康食品と医薬品の相互作用について，地域住民の目線でわかりやすく説明できる。
3. 健康食品の最新情報を含め健康食品に関する適正使用と情報提供について，地域住民の目線でわかりやすく説明できる。
4. 健康食品，食品の情報収集・評価の手法について，地域住民の目線でわかりやすく説明できる。

27 特別用途食品および保健機能食品並びに機能性表示食品制度

医薬部外品を含め，医薬品以外の口から摂取するものはすべて食品に該当します。原則的に，食品に対して，医薬品のような身体の構造や機能に影響する表示はできません（**図3-1**）。

ただし，以下の製品は例外的に限られた範囲で機能を表示することが認められています。
① 特別用途食品（乳児，妊産婦，授乳婦，病者など医学的配慮が必要な者の健康保持，回復用食品）
② 特定保健用食品（トクホ：健康の維持増進に役立つ科学的根拠があり，表示が許可されている食品）
③ 栄養機能食品（1日に必要なビタミン，ミネラルの補給，補完のための食品）
④ 機能性表示食品（消費者庁の許可はなく，事業者の責任に基づいた機能性を表示した食品）

上記の製品以外の，いわゆる健康食品と呼ばれているものにはサプリメントや栄養補助食品，主に試験管内や動物実験の効果から機能性を謳った機能性食品，栄養強化，調整食品などがあります。なお，医薬品成分が含まれていない場合でも，効能効果や形状，用法用量が医薬品的なものに関しては原則医薬品とみなされます。

健康食品の問題点としては，医薬品の成分を配合したり，医薬品と紛らわしい表示により一般消費者の健康被害が発生することや，服用している医薬品との相互作用の発現，食品だから安全といった誤解による過剰摂取など，薬剤師が解決，予防できることも多く含まれています（**図3-2**）。

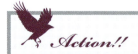

お薬手帳にも書いてもらおう！

27 特別用途食品および保健機能食品並びに機能性表示食品制度

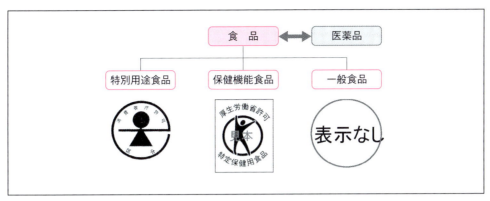

図3-1 食品と医薬品に関する表示

その1 ▶ とりすぎに注意！～過剰摂取の事例～

素材または製品	症　状	原　因
ビタミンA	【短期間の過剰摂取】 吐き気・頭痛・めまい・目のかすみ・運動失調 【長期間の過剰摂取】 中枢神経系への影響・肝臓の異常・骨や皮膚の変化	ビタミンAは脂溶性のため、とりすぎると体内に蓄積されます（成人の許容上限量：1日 2700μgRE）。また、妊娠前3ヵ月から妊娠3ヵ月までの間に過剰摂取すると、新生児の先天異常の割合が上昇したとの報告もあります。
アマメシバ加工品 （2003年販売禁止）	閉塞性細気管支炎 被害報告　1994～2000年（台湾） 　　　　　2003年（日本）	海外では食材として食べられていましたが、粉末や錠剤等の形態が、大量かつ長期の過剰摂取につながり、被害に関連したと考えられています。

解説　特定の成分をとりすぎると健康に影響がでる可能性もあります。製品に表示されている摂取目安量の範囲で利用しましょう。

その2 ▶ アレルギー症状に注意！～アレルギーとの関連が疑われる事例～

ある女性は、グルコサミン、コンドロイチンなど複数の原材料を含む健康食品を店舗で購入しました。利用方法どおりに摂取したところ、皮膚にかゆみと発赤が現れたため、医療機関を受診した。

解説　グルコサミンなどにはアレルギー原因物質である「えび・かに」が原料の製品があります。アレルギーをお持ちの方は、製品の表示でアレルギー原因物質の有無を確認しましょう。

その3 ▶ 薬を服用している人は注意！～薬の効果に影響を及ぼす事例～

健康食品	医薬品	影　響
ビタミンKを多く含む健康食品 （青汁、クロレラなど）	ワルファリン （血液が固まるのを防ぐ薬）	薬の効果が弱まる
カルシウム、マグネシウムを 多く含む健康食品	一部の抗生物質	薬の効果が弱まる

解説　薬によっては、健康食品と一緒に利用すると、薬の効果が強まったり、弱まったりするなど治療の妨げになることがあります。薬を服用している方は、必ず医師や薬剤師に相談しましょう。

図3-2 健康食品が問題となる事例

（出典：東京都「健康食品ナビ」）

28 保健機能食品の概要

特定保健用食品（トクホ）

個々の製品に科学的根拠を示して有効性や安全性の審査を受け，健康表示について消費者庁長官から許可を得ている食品です（表3-1）。ほかの食品と違うのは，身体の生理機能などに影響を与える成分を含んでおり，血圧，血中のコレステロールなどを正常に保つこ

表3-1　これまでに認められている主な保健の用途の表示

表示内容	保健機能成分（関与成分）
お腹の調子を整える食品	イソマルトオリゴ糖，ガラクトオリゴ糖，ポリデキストロース，キシロオリゴ糖，グアーガム分解物，サイリウム種皮，ビール酵母由来の食物繊維，フラクトオリゴ糖，ポリデキストロース，ラクチュロース，寒天由来の食物繊維，小麦ふすま，大豆オリゴ糖，低分子化アルギン酸ナトリウム，難消化性デキストリン，乳果オリゴ糖，ビフィズス菌，乳酸菌等
血圧が高めの方に適する食品	カゼインドデカペプチド，かつお節オリゴペプチド，サーデンペプチド，ラクトトリペプチド，杜仲葉配糖体
コレステロールが高めの方に適する食品	キトサン，サイリウム種皮由来の食物繊維，リン脂質結合大豆ペプチド，植物スタノールエステル，植物ステロール，低分子化アルギン酸ナトリウム，大豆たんぱく質
血糖値が気になる方に適する食品	L-アラビノース，グァバ葉ポリフェノール，難消化性デキストリン，小麦アルブミン，豆鼓エキス
ミネラルの吸収を助ける食品	CCM（クエン酸リンゴ酸カルシウム），CPP（カゼインホスホペプチド），フラクトオリゴ糖，ヘム鉄
食後の血中の中性脂肪を抑える食品	ジアシルグリセロール，グロビン蛋白分解物
虫歯の原因になりにくい食品	マルチトール，パラチノース，茶ポリフェノール，還元パラチノース，エリスリトール
歯の健康維持に役立つ食品	カゼインホスホペプチド-非結晶リン酸カルシウム複合体，キシリトール，マルチトール，リン酸一水素カルシウム，フクロノリ抽出物（フノラン），還元パラチノース，第二リン酸カルシウム
体脂肪がつきにくい食品	ジアシルグリセロール，ジアシルグリセロール植物性ステロール（β-シトステロール）
骨の健康が気になる方に適する食品	大豆イソフラボン，乳塩基性たんぱく質

※こちらに表示してあるものと同じ保健機能成分（関与成分）を含んでいる食品でも，配合の割合や他の成分との相互作用などの関係もあるため，トクホと全く同じ働きをするわけではありません。

表3-2 現在，規格基準が定められている栄養成分

ミネラル類	カルシウム，亜鉛，銅，マグネシウム，鉄，カリウム
ビタミン類	ナイアシン，パントテン酸，ビオチン，ビタミン A，ビタミン B_1，ビタミン B_2，ビタミン B_6，ビタミン B_{12}，ビタミン C，ビタミン D，ビタミン E，葉酸，ビタミン K
脂肪酸	n-3系

とを助ける，お腹の調子を整えるのに役立つなど，特定の保健の目的が科学的に証明されていることです。医薬品のように，病気の治療のために使用するものではないことを念頭において，健康の維持増進に活用することが重要です。

機能性表示食品

事業者の自己責任において，科学的根拠に基づいた機能性を表示した食品です。販売前に安全性および機能性の根拠に関する情報などを消費者庁長官へ届け出たもので，消費者庁のウェブサイト（http://www.caa.go.jp/foods/todoke_1-25.html）で届出情報が公開されています。生鮮食品を含め，すべての食品が対象となっており，消費者が自主的かつ合理的に商品を選択できることを目的としています。

栄養機能食品

1日に必要な栄養成分（ビタミン，ミネラル，脂肪酸など）が不足しがちな場合，その補給・補完のために利用できる食品です。すでに科学的根拠が確認された成分を定められた基準量含む食品であれば，特に届け出る必要はなく，一言一句定められた表現によって機能性を表示することができます。現在，ビタミン13種類とミネラル6種類および n-3系脂肪酸が対象です（表3-2）。

一般食品（いわゆる健康食品も含む）

栄養補助食品，健康補助食品，栄養調整食品といった表示で販売されているいわゆる健康食品は一般食品に含まれます。したがって，保健機能食品のような機能性の表示はできません。

29 健康食品に関する相談・情報収集先

　以下に，健康食品に関する主な相談および情報収集先を紹介します。**表3-3**に国内の信頼できる情報提供サイトを示しますので，参考にしてください。なお，健康被害にあったときは，速やかに医療機関を受診してください。近くの保健所や消費生活センターでも，健康食品による被害についての相談を受け付けています。

- 厚生労働省ホームページ 「健康食品」
  http://www.mhlw.go.jp/stf/seisakunitsuite/bunya/kenkou_iryou/shokuhin/hokenkinou/
- 厚生労働省 「食品安全関係のパンフレット」「健康食品の正しい利用法」
  http://www.mhlw.go.jp/topics/bukyoku/iyaku/syoku-anzen/pamph.html
- その他：公益財団法人日本健康・栄養食品協会 「健康食品相談室」
  相談受付：毎週　火，木曜日（祝日はお休み），午後1時から午後4時まで
  専用電話：03-3268-3295

表3-3　国内の健康食品に関連する情報提供サイト

組織等の名称	アドレス	主な提供内容
厚生労働省	http://www.mhlw.go.jp/seisakunitsuite/bunya/kenkou_iryou/shokuhin//index.html	食品の安全性確保に関する情報
内閣府食品安全委員会	http://www.fsc.go.jp/	食品の安全性評価に関する情報
消費者庁	http://www.caa.go.jp/foods/index.html	食品の表示に関する情報（特定保健用食品，栄養機能食品，特別用途食品など）
国立医薬品食品衛生研究所（食品の安全性に関する情報）	http://www.nihs.go.jp/hse/food-info/index.html	食品の安全性に関する国内外の情報
（独）国立健康・栄養研究所（「健康食品」の安全性・有効性情報）	http://hfnet.nih.go.jp/	健康食品に関する基礎的情報，各成分に関する有効性や安全性の論文情報，有害情報など
（独）国民生活センター	http://www.kokusen.go.jp/	健康食品に関する個別製品の検査結果など
東京都（健康食品ナビ）	http://www.fukushihoken.metro.tokyo.jp/anzen/supply/index.html	健康食品に関する情報
（財）日本健康・栄養食品協会	http://www.jhnfa.org/	製品の自主規格や業界として必要な情報など
日本医師会（健康食品のすべて―ナチュラルメディシン・データベース）	http://www.med.or.jp/（メンバーズルーム（日本医師会員向けHP）よりリンク）	健康食品の有効性，安全性，医薬品との相互作用（飲み合わせ）の解説など。症例も掲載

30 健康食品関連情報 "葉酸摂取"の必要性
～現代女性の食をめぐる課題と解決～

　現代女性の食をめぐる状況として，エネルギー摂取量の低下や低体重化等の問題に加えて，葉酸の摂取量の不足が指摘されています。葉酸はビタミンB群の一種で，細胞の増殖や成長に不可欠な補酵素として作用しますが，不足するとこれらが阻害され，巨赤芽球性貧血をはじめ様々な疾患が引き起こされる要因となります。さらに，ホモシステインからメチオニンへの変換が滞ると高ホモシステイン血症となり，胎児の先天異常，心血管疾患，脳梗塞や糖尿病，直腸がんや子宮がんなどの発症リスクが高まることも指摘されています。

　産科領域においては，葉酸の摂取不足が胎児の神経管閉鎖障害発症に関する一因子であると考えられており，米国をはじめ，各国で妊娠可能な年齢にある女性に対して葉酸の接種を勧告しています。日本では，2000年（平成12年）に厚生省（当時）により葉酸接種に係る通知が発出され，2002年（平成14年）には，母子健康手帳に「妊婦の葉酸接種」が追加記載されました。

　現在，妊婦だけではなく，妊娠を計画している女性または妊娠の可能性がある女性は，通常の食品以外から，1日0.4mgの葉酸を摂取することが勧められています。理想的な葉酸の摂取方法については，**図3-3**を参考にしてください。

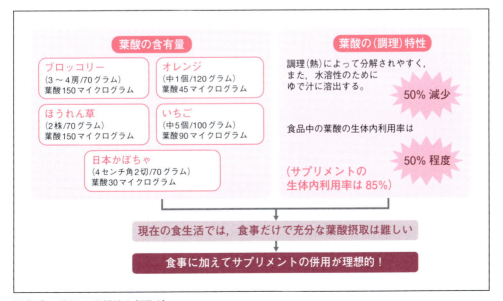

図3-3　葉酸の理想的な摂取法

31 食習慣評価（栄養習慣の評価）の考え方と指導

　薬局での日常業務における薬剤師の役割として，栄養と運動に関する適正な情報提供は欠かせないキーワードの1つです．薬物と食物の相互作用のみならず，疾病予防の観点からも正しい知識を習得し，個々の患者さんに合わせた情報提供をすることが望まれます．

　栄養教育（nutrition education）とは，栄養と生命活動および人間生活にかかわるあらゆる科学的な事実をもとにして，人々の生涯を通じた健康の保持・増進，生活の質・人生の質（QOL）の向上に寄与する健康的な食行動の形成と確立を目指すための人間教育を指します．栄養教育の目的は，対象者が教育を受けた内容を自分の生活のなかで日々実行することであり，栄養教育は対人保健サービスであるため，人の理解が出発点になります．栄養教育の手順は，「対象者のアセスメント→栄養教育計画立案→栄養教育の実施→栄養教育の評価→評価のフィードバックと新たな問題点の把握」です．

食習慣の考え方

　人の健康は，その人が食べたものが大きく関与することは明らかです．しかし，今日たくさん食べたからといって明日急に太ることはありません．健康と食べ物の関係を知るためには，その人の食習慣（栄養習慣）を知る必要があります．1週間の食事を振り返ってみると，平日と休日の食習慣が異なる場合が多くみられ，さらに1ヵ月を振り返れば行事食などが入ってきます．日本人の食事摂取基準（2005年版）では，食習慣をおおよそ1ヵ月の平均と考え，エネルギーおよび各栄養素の量を1ヵ月で平均すれば，1日分はこの程度の値であるとして示しています．

栄養アセスメントの考え方

　栄養アセスメント（nutritional assessment）は，人の栄養状態などを示す身体計測値，生化学検査，臨床検査など，食事調査などから得た栄養摂取状況から，栄養状態を総合的に評価・判定する過程をいいます．栄養士・管理栄養士の学ぶ栄養教育において栄養アセスメントは，「情報を収集する→優先課題を抽出する→改善や栄養教育実施内容の是非を総合的に評価・判定する」過程のすべてをいいます．

31 食習慣評価（栄養習慣の評価）の考え方と指導

　アセスメント情報を収集する方法のうち，食習慣（栄養習慣）情報の収集は，食事記録法，24時間思い出し法，半定量食物摂取頻度調査法，食事歴法，陰膳法などがあります（表3-4）。対象者の時間および経済的負担が他の方法に比べ少なく精度の高い方法の1つに，佐々木敏博士が開発したDHQ（自記式食事歴質問票：Self-administered Diet History Questionnaire）があり，都道府県市町村における健康施策立案のための基礎調査，医学部における栄養研究・臨床現場などで利用されています。

表3-4　食事調査法のまとめ

調査法	食事記録法 24時間思い出し法	食物摂取頻度法 食事歴法	陰膳法 生体指標
正確さ	詳しい	少しあいまい	限られた物質のみ
日　数	数　日	長　期	数　日
負　担	大（対象者・栄養士）	小	大（対象者・予算）

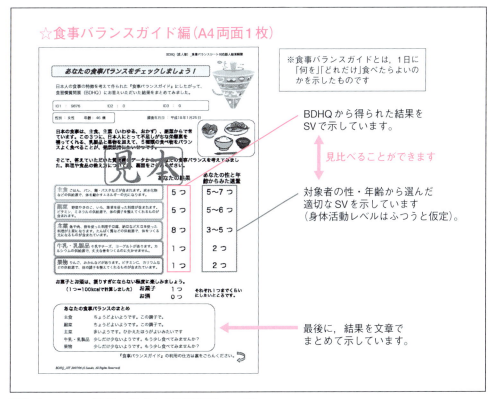

図3-4　BDHQ（簡易自記式食事歴質問票）の一例
・ご購入・トライアル活用のご希望はDHQサポートセンターまでお問い合わせください（EBNJAPANで検索）。

column 簡易型自記式食事歴法質問票（BDHQ）

　生活習慣病予防のための食事改善を行う場合，食事アセスメントにより習慣的な食事を評価する必要があります。このような目的に適している食事調査法としては，食物摂取頻度法や食事歴法の手法を取り入れて作成された，食事調査票を用いた調査法が挙げられます。しかしながら，日本人を対象に開発された食事調査票で，その妥当性や再現性といった信頼度に関する研究が論文化されており，さらにその論文が国際的に認められているものは，現時点では限られています。

　簡易型自記式食事歴法質問票（BDHQ）はその1つであり，およそ15分で4ページの調査票に回答することによって，58の食品および飲料ならびにそこから算出されるおよそ100種類の栄養素の摂取量を推定することが可能です。BDHQはこれまでに食事記録を用いた方法で，食品群および栄養素摂取量に関する妥当性の検討が行われています[1, 2]。たとえば42種類の栄養素に関して，食事記録とBDHQから推定された摂取量の相関係数の中央値は，女性で0.54および男性で0.56でした。一方，集団平均値は28および21種類の栄養素で有意に異なっていました。食事調査では申告誤差，特に過小・過大申告の程度ならびにその要因に最新の注意を払って結果を解釈する必要があり，BDHQも例外ではありません。とはいえ，BDHQは回答やデータ入力の簡便性に優れていること，また1種類の調査票で多種類の栄養素および食品群の摂取量が推定可能といった，食事改善のための食事アセスメントに適した長所も持ち合わせています。これらの有用性や限界を熟知し，適切に用いることが望まれます。

参考文献

1) Kobayashi S, Murakami K, Sasaki S, Okubo H, Hirota N, Notsu A, Fukui M, Date C. Comparison of relative validity of food group intakes estimated by comprehensive and brief-type self-administered diet history questionnaires against 16 d dietary records in Japanese adults. Public Health Nutr 2011；14：1200-1211.

2) Kobayashi S, Honda S, Murakami K, Sasaki S, Okubo H, Hirota N, Notsu A, Fukui M, Date C. Both comprehensive and brief self-administered diet history questionnaires satisfactorily rank nutrient intakes in Japanese adults. J Epidemiol 2012；22：151-159.

学んでおきたい
基本知識 4

禁煙支援

📝 学ぶべき事項

1. 喫煙の健康影響(症状,疾患等)
2. 薬剤師が行う禁煙支援の方法
3. 禁煙の薬物治療

🏅 達成目標

1. 喫煙による健康影響(喫煙による症状,疾病への影響)や医薬品との相互作用を薬学的な観点から説明できる。
2. 喫煙者に対し,禁煙へ向けた適切な対応(助言による禁煙誘導等)や禁煙支援(禁煙補助剤の適正使用等)を行うことができる。

32 世界禁煙デー

　WHOが禁煙を推進するために制定した日です。初年度の1988年は4月7日とされましたが，翌年からは毎年5月31日を「世界禁煙デー」として，世界各地で様々な取り組みを行っています。日本では1992年（平成4年）より，5月31日から6月6日の1週間を禁煙週間として，禁煙のための啓蒙活動を行っています(表4-1)。

　2016年（平成28年）の世界禁煙デーのスローガンは「プレーン・パッケージをめざそう」です。プレーン・パッケージとは，たばこのパッケージにロゴや色彩，ブランドネームなどのコマーシャルデザインを禁止して，商品名や本数など最低限の情報のみを表示すること，たばこの消費を促す商業的デザインをなくすことで，消費量を減らすねらいがあります。WHOの「たばこ規制枠組み条約」では，すでにプレーン・パッケージの実施を勧告していますが，2016年はこれを徹底していくよう各国に求めています。

　たばこ産業の調査によると，日本の成人男性の平均喫煙率は30.3％（2014年現在）。ピーク時（1966年）の83.7％と比較すると，約53％減少しています。ただし，諸外国と比べるとまだ喫煙人口は約1500万人と多いため，さらなる禁煙運動が必要です。女性は，2014年現在で9.8％と，ピーク時の18.0％より約半数近くに減少しています。

表4-1　日本の禁煙週間のテーマとWHO禁煙デーのスローガン

日本の禁煙週間のテーマ	
2016年	2020年，受動喫煙のない社会を目指して〜たばこの煙から子ども達をまもろう〜
2015年	2020年，スモークフリーの国を目指して〜東京オリンピック・パラリンピックへ向けて〜
2014年	オールジャパンで，たばこの煙のない社会を
2013年	たばこによる健康影響を正しく理解しよう
世界禁煙デーのスローガン	
2016年	Get ready for plain packaging（プレーン・パッケージの準備をせよ）
2015年	Stop illicittrade of tobacco products（たばこ製品の不正取引を停止せよ）
2014年	Raise taxes on tobacco（たばこ税を引き上げよ）
2013年	Ban tobacco advertising, promotion and sponsorship（たばこの広告，販売促進，スポンサー活動を禁止せよ）

33 たばこ規制枠組条約（FCTC）と受動喫煙防止への取り組み

　WHOが策定し，2005年（平成17年）2月に発効された条約で，正式名は「たばこの規制に関する世界保健機関枠組条約」（FCTC：Framework Convention on Tobacco Control）です。日本は，条約が発効される前年の2004年（平成16年）に同意したため，条約に沿って，国内のたばこに関する法整備を進めていく責任を担っています。

　条約の主な内容は，「飲食店等を含む屋内施設を完全禁煙化することによる受動喫煙の防止（第8条）」，「健康被害についての警告表示の強化（第11条）」，「たばこ広告，販売促進の包括的禁止（第13条）」，「禁煙治療の普及（第14条）」，「未成年者への販売禁止（第16条）」などです。

　第8条の受動喫煙防止については，2007年（平成19年）の第2回会議で，「屋内施設の100％完全禁煙」が求められたことを受け，条約に同意した各国は次々と法律を制定しました。日本では，2010年（平成22年）に厚生労働省が発表した「受動喫煙防止対策について」のなかで，公共の場の屋内施設で「受動喫煙を防止するために必要な措置を講ずるよう努めなければならない」とし，施設の管理者に対する努力義務に留まっています。

日本における受動喫煙防止策

　2000年（平成12年）に策定された「健康日本21」では，「公共の場および職場における分煙の徹底および効果の高い分煙に関する知識の普及」を目標に取り組んでいます。その後，2003年（平成15年）に施行された健康増進法の第25条では，受動喫煙を防止するための基本方針として，「学校，体育館，病院，劇場（中略）その他の多数の者が利用する施設を管理する者は，（中略）受動喫煙を防止するために必要な措置を講ずるように努めなければならない」と定められました。受動喫煙の責任を，たばこを吸う人ではなく，その場を管理する事業主と明記している点が画期的です。

　その後，2009年（平成21年）には「受動喫煙防止対策のあり方に関する検討会報告書」がまとめられました。今後の対策については，国民1人ひとりが，たばこの健康への悪影響により一層の理解を深め，効果的な普及啓発を推進することが求められています。また，公共的な空間は原則として全面禁煙にし，子どもが利用する施設は屋外でも受動喫煙の被害を防止する対策が必要とされています。

受動喫煙の防止に関する状況（受動喫煙する場所）

過去1ヵ月間に，現在喫煙していない人が，自分以外の人が吸っていたたばこの煙を吸う機会（受動喫煙）にあう場所としては，
「飲食店」では 41.4％ と 4 割を超えて最も高く，次いで「遊技場」では 33.4％，「職場」では 30.9％ である。

非喫煙者において，受動喫煙防止対策が推進されることを望む場所は「飲食店」が 35.0％ と最も高く，次いで「路上」が 34.8％，「子供が利用する屋外の空間（公園，通学路など）」が 28.2％ である。

（出典：厚生労働省「平成27年 国民健康・栄養調査結果の概要」）

現在習慣的に喫煙している者のうち，1日に21本以上吸う者の割合は10.0％であり，男女女別にみると男性12.4％，女性2.0％である。この10年間でみると，総数，男女ともに有意に減少している。
現在習慣的に喫煙している者のうち，たばこをやめたいと思う者の割合は27.9％であり，男女別にみると男性26.1％，女性33.6％である。平成19年以降でみると，男女とも有意な変化はみられなかった。

現在習慣的に喫煙している者におけるたばこをやめたいと思う者の割合
（20歳以上，性・年齢階級別）

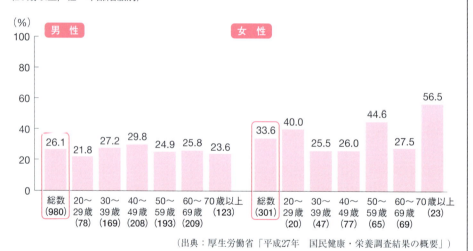

（出典：厚生労働省「平成27年 国民健康・栄養調査結果の概要」）

図4-1 喫煙本数と禁煙意思の有無の状況

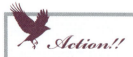

禁煙したいと思っている潜在的喫煙者にチャンスを獲得してもらいましょう！
OTC 禁煙補助薬はとても有効です！

34 禁煙対策への取り組み

　国内での禁煙対策においては，「健康日本21」や「健やか親子21」などで，様々な目標が掲げられてきました。また，2006年（平成18年）年には「禁煙支援マニュアル」が策定され，同年4月からは禁煙治療に対する保険適用も開始されるなど，具体的な取り組みも行われてきました。それらの効果もあり，たばこ消費量は減少傾向にありますが，過去に長期的にたばこを消費していた影響などにより，たばこ関連の疾患による死亡数は年々増加しています（図4-2）。また，WHOの「たばこ規制枠組条約」に沿った取り組みも必要となっています。

　それらを踏まえて，2013年（平成25年）からスタートした「健康日本21（第二次）」では，①成人の喫煙率の減少，②未成年の喫煙ゼロ，③妊娠中の喫煙ゼロ，④受動喫煙の機会の減少，の4つを大きな目標にしています。また，2011年（平成23年）の栄養調査によると，喫煙者の35.4％は「たばこをやめたい」と回答していることから，「喫煙をやめたい人がやめる」環境整備も重視しています。

　さらに厚生労働省では，「健康日本21（第二次）」に合わせて，「禁煙支援マニュアル（第二版）」を策定しています。2013年（平成25年）から開始された「標準的な健診・保健指導プログラム（改訂版）」に基づいた健診・保健指導にも活用できる内容となっています。

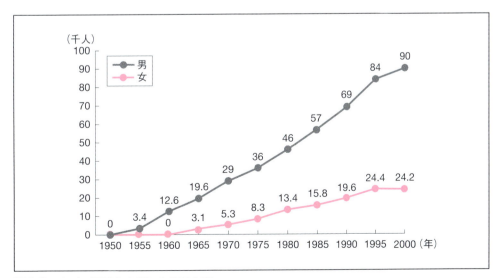

図4-2　たばこ関連の疾患による死亡率

（出典：公益財団法人 健康・体力づくり事業財団）

学んでおきたい
基本知識5

認知症対策

🖉 学ぶべき事項

1. 認知症関連施策（認知症施策推進総合戦略（新オレンジプラン）等）の概要及び薬剤師の役割
2. 認知症の早期発見・早期対応に関する薬剤師の取組
3. 認知症の薬物治療

🏅 達成目標

1. 認知症関連施策及び薬剤師の役割を説明できる。
2. 認知症の疑いがある薬局利用者を発見した際に、適切な対応（かかりつけ医や医療機関への受診勧奨，適切な対応先の紹介）を判断し，実践できる。
3. 認知症の薬物治療について理解し，実践できる。

35 新オレンジプラン

団塊の世代が75歳以上となる2025年（平成37年）には，約700万人（65歳以上の高齢者の約5人に1人）が認知症になると予測されています。そこで厚生労働省は，2015年（平成27年）に「認知症施策推進総合戦略～認知症高齢者等にやさしい地域づくりに向けて～」という国家戦略を11の府省庁と共同で策定しました。これを通称「新オレンジプラン」と呼んでいます。基本方針では，「認知症の人の意思が尊重され，できる限り住み慣れた地域のよい環境で自分らしく暮らし続けることができる社会の実現」を目指しています。これには，現在推進中の「地域包括ケアシステム」の活用が不可欠で，行政，民間，地域住民それぞれが主体的に関わりながら協力していく必要があります。

具体的な施策として，図5-1に示した7つの柱を掲げています。そのうち②では認知症の早期診断・早期対応を基本に，本人の意思を尊重しつつ，最も適切な場所とサービスが提供される循環型の仕組みの実現を目指します（図5-2）。

---

① 認知症への理解を深めるための普及・啓発の推進
② 認知症の容態に応じた適時・適切な医療・介護等の提供
③ 若年性認知症施策の強化
④ 認知症の人の介護者への支援
⑤ 認知症の人を含む高齢者にやさしい地域づくりの推進
⑥ 認知症の予防法，診断法，治療法，リハビリテーションモデル，介護モデル等の研究開発及びその成果の普及の推進
⑦ 認知症の人やその家族の視点の重視

図5-1 新オレンジプランの7つの柱

- 容態の変化に応じて医療・介護等が有機的に連携し，適時・適切に切れ目なく提供

発症予防 → 発症初期 → 急性増悪時 → 中期 → 人生の最終段階

- 早期診断・早期対応を軸とし，妄想・うつ・徘徊等の行動・心理症状（BPSD）や身体合併症等が見られても，医療機関・介護施設等での対応が固定化されないように，最もふさわしい場所で適切なサービスが提供される循環型の仕組み

図5-2 認知症の容態に応じた適時・適切な医療・介護等の提供（基本的考え方）

column SGD 例：あなたなら，どうしますか？

症　例

- 78歳女性　シルバーピアで1人暮らし
- 家族はなし。姪っ子が身元保証人
- 長年かかりつけ薬局として来局していただいている
- 内科と整形外科に通っている
- このところ頻繁に「薬がなくなった。お宅が間違えたんじゃないか」と聞きに来られる
- からだは元気で，時々，仲間との集いに出かけている
- 洋裁で身を立ててきたが，現在は年金暮らし

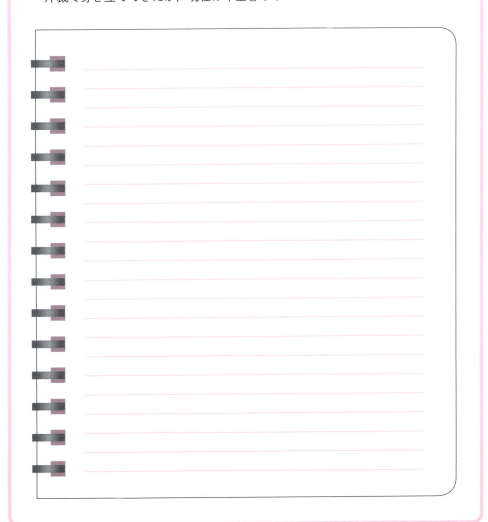

column めだかの学校

　「めだかの学校」は，埼玉県松伏町を拠点に活動している認知症キャラバンメイトです。めだかの学校のメンバーは，地域住民を中心に集まっており（認知症の人とその家族，家族の会，行政，医療・介護・福祉関係など），校長や教頭などの役職や係をつけ，遊び心を交えながら組織づくりをしています。

　現在の日本は，高齢化が急速に進み，認知症患者数の増加や徘徊による事故，老老介護など多くの問題が存在します。以前の日本は，どの川でもめだかが自由に楽しく泳ぎ回っていました。しかし現在はその数も減り，めだかにとって住みにくい環境になってしまいました。現在の環境とめだかの環境を照らし合わせ，「このままではいけない！」，「昔のように暮らしやすい環境，泳ぎやすい環境を取り戻そう」と集まったのが，めだかの学校のメンバーたちです。サポーター養成講座だけでなく，フォーラムや情報交換の場，予防体操など必要とされる活動を住民同士，参加型で行っています。

　「みんなでしよう！　大きなお世話」をスローガンとし，めだかたちが活き活きと泳げるかつての日本のような環境づくりをすることが，認知症の人とその家族が地域で安心して暮らせるまちづくりに繋がるとメンバーたちは確信しています。めだかは地域社会で暮らす人々であり，私たち1人ひとりが当事者です。地域を知ること，そして住民と一緒に地域を支えるために活動すること。それがめだかの学校の活動です。

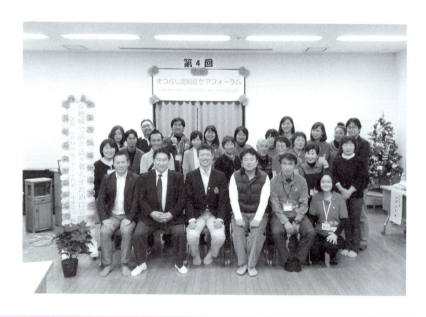

学んでおきたい
基本知識 6

感染対策

✏ 学ぶべき事項

1. 標準予防策の概要
2. 季節ごとに流行する代表的な感染症の病態，感染経路，予防方法
3. 流行している感染症情報の収集方法
4. 代表的な予防接種の意義と方法
5. 代表的な消毒薬の使用方法(用途，使用濃度及び調製時の注意点)

🎖 達成目標

1. 標準予防策を実践できる。
2. 流行している代表的な感染症の病態，感染経路，予防方法について，住民の目線でわかりやすく説明できる。
3. 代表的な予防接種の意義と方法について，住民の目線でわかりやすく説明できる。
4. 代表的な消毒薬の使用方法について，住民の目線でわかりやすく説明できる。

36 薬剤師として知っておくべき感染対策の基本

標準予防策と感染経路別予防策

　標準予防策とは，汗を除くすべての血液，体液，分泌物，排泄物などの湿性物質や傷のある皮膚，粘膜などを感染源として対応する予防策です．標準予防策が病原体未確認の段階で実践するのに対し，感染経路別予防策は，病原体の感染経路を「接触感染」「飛沫感染」「空気感染」などに分類し，それぞれの特徴に合わせて対応する予防策です（表6-1）．

薬局薬剤師による感染予防の具体例

　薬局内で直接患者さんに触れることによる感染の可能性は低いものの，患者由来の湿性物質による感染の可能性はあります．たとえば，ノロウイルスに感染した患者さんが薬局内で嘔吐した場合，手袋やマスクなどを着用して吐物（有機物）を物理的に除去した後，次亜塩素酸ナトリウムで消毒し，処理後流水と石けんにより手洗いをするなどの手順を決めておく必要があります．飛沫感染については，薬剤師だけでなく，患者さんにも手指衛生・マスク着用を実践してもらうことが必要です．空気感染については，患者さんの処方を優先して調剤し，薬局内に留まる時間を短縮するなどの対応が必要です．空気感染を起こす麻疹や水痘のほか，風疹，流行性耳下腺（おたふくかぜ）は，ワクチン接種で予防可能であり，B型肝炎を含め医療従事者としてワクチン接種をすべきです．

表6-1　感染経路別の特徴／対象疾患・病原体／主な予防策

感染経路	特　徴	対象疾患・病原体	主な予防策
接触感染	・人や環境に直接，または間接的に伝播することにより感染 ・直接感染：血液，体液，分泌物，排泄物など ・間接感染：使用済みマスクなど	感染性胃腸炎（ノロウイルス，ロタウイルス），MRSA，疥癬 O-157 など	・手指衛生（患者教育も含む） ・手袋着用 ・環境清掃
飛沫感染	・咳，くしゃみ等で排出された水分を含む飛沫（粒子径5μm以上）により感染 ・飛沫は通常1～2m以内が感染範囲であり，患者周囲の床などに落下	インフルエンザ，風疹，流行性耳下腺炎（おたふくかぜ），かぜ症候群原因ウイルス（ライノ，コロナ，RS，アデノなど）	・手指衛生（患者教育も含む） ・マスク着用（患者教育も含む） ・対患者／患者間の距離の確保 ・環境清掃
空気感染	・飛沫から水分が蒸発した飛沫核（粒子径5μm以下）により感染 ・飛沫核が空気の流れにより広範囲に拡散	結核，麻疹，水痘など	・N95マスク着用 ・HEPAフィルター，陰圧室

37 代表的な消毒薬の使用方法

　代表的な消毒薬の使用方法を**表6-2**に示します。これらの消毒薬の管理・使用については，以下の点に注意する必要があります。

- 消毒薬は子どもの手の届かない所に保管する（直射日光は避ける）。
- 消毒液は使用時に希釈し，毎日交換する。
- 使用時は喚気を十分に行う。
- 消毒薬が直接手に触れないよう手袋を着用する。
- 血液や嘔吐物，下痢便等の有機物の汚れを十分に取り除いてから，消毒を行う。
- 洗剤等他の薬剤と混ぜない。特に酸性の洗剤と混ぜると有毒ガスが発生する。

表6-2　代表的な消毒薬の使用方法

薬品名	次亜塩素酸ナトリウム	逆性石けん	消毒用アルコール
適応	衣類，歯ブラシ，ほ乳瓶，遊具	手指，トイレのドアノブ	手指，トイレのドアノブ，遊具，便器
消毒の濃度	塩素濃度5〜6％の薬液が市販されている。通常，200〜300倍に薄めて使用する。	通常，100〜300倍に薄めて使用する。	原液（70〜80％）
留意点	漂白作用がある。金属には使えない。	一般の石けんと同時に使うと効果がなくなる。	手荒れに注意。
有効な病原体	多くの細菌，真菌，ウイルス，MRSA	多くの細菌，真菌	多くの細菌，真菌，ウイルス，MRSA，結核菌
無効な病原体	結核菌，一部の真菌	結核菌，大部分のウイルス	ノロウイルス，B型肝炎ウイルス
その他	糞便・汚物で汚れたら，よく拭き取り，300倍希釈液で拭く。	毎日作り変える。	

表6-3　次亜塩素酸ナトリウムの希釈法

消毒対象	濃度	希釈方法
糞便や嘔吐物が付着した床衣類等の浸け置き	0.1％（1000PPM）	500mLのペットボトル1本の水にペットボトルのキャップ2杯
食器等の浸け置きトイレやドアノブ，手すり，床等	0.02％（200PPM）	500mLのペットボトル1本の水にペットボトルのキャップ半分

38 季節ごとに流行する代表的な感染症

　私たちの身の周りには，インフルエンザやノロウイルスなど，感染症の原因となる様々なウイルスや細菌が存在しています。感染症から身を守るためには，手洗いやうがい，消毒，除菌など様々な感染予防対策があります。

　感染症の発生には，①感染源，②感染経路，③感受性のある人（感染を受ける可能性のある人）という3つの要素が必要です。感染症を予防するためには，この3つのつながりを断ち切ることが大切です。

　季節ごとに流行する主な感染症と予防法などを**表6-4**に示しますので，参考にしてください。

感染源対策・感染経路対策

①感染源を持ち込まない，増やさない
②感染源を持ち出さない
③感染源を拡げない

標準予防策

　血液・体液，尿，便，痰，膿，創傷，粘膜などに触れる場合は感染症の恐れがあるとみなして対応する方法が標準予防策です。これらの物に触れた後は手洗いをし，あらかじめ触れる恐れのあるときには，手袋，マスク，エプロンなどを着用することが基本です。

感受性のある人（感染を受ける可能性のある人，抵抗力の弱い人）

　抵抗力をつけるために，十分な栄養，睡眠，適度な運動，予防接種を受けましょう。

38 季節ごとに流行する代表的な感染症

表6-4 季節ごとに流行する主な感染症とその予防法

季節	感染症名	病原体	潜伏期間	感染経路	症状	治療法	予防法
春〜夏	溶血性連鎖球菌感染症	A群溶血性連鎖球菌	2〜4日間	飛沫感染 接触感染	発熱(38〜39℃) のどの痛み 小さくて紅い発疹 いちご舌等 急性期を過ぎると，手足の皮膚から落屑(皮むけ)がみられる。	抗生物質	①手洗い ②うがい ③咳エチケット
春〜夏	麻しん	麻しんウイルス	8〜12日間	空気感染 飛沫感染 接触感染	①カタル期 38℃以上の発熱 咳 鼻汁 結膜充血熱が一時下がる頃，コプリック斑が頬粘膜に出現する。感染力強 ②発しん期 ③回復期	対症療法	乾燥弱毒性麻しん・風しん混合ワクチン(MR)
春〜夏	風しん	風しんウイルス	16〜18日間	飛沫感染 接触感染	発熱 発しん リンパ節腫脹		
春〜夏	水痘	水痘・帯状疱疹ウイルス	14〜16日間	空気感染 飛沫感染 接触感染	発しんは体幹から全身に，頭髪部や口腔内にも出現。紅斑から丘疹，水疱，痂皮の順に変化	アシクロビル等の抗ウイルス薬の内服	乾燥弱毒性水痘ワクチン
春〜夏	流行性耳下腺炎	ムンプスウイルス	16〜18日間	飛沫感染 接触感染	発熱 唾液腺の有痛性腫脹	対症療法	おたふくかぜワクチン
夏	プール熱(咽頭結膜熱)	アデノウィルス	4〜5日間	飛沫感染 接触感染	突然の発熱(38〜40℃) のどの腫れ 結膜炎		①手洗い ②タオル，洗面器，食器は共有しない
夏	ヘルパンギーナ	コクサッキーウィルス	2〜4日間	飛沫感染 経口・接触感染	突然の発熱(38〜40℃) 咽頭痛 咽頭発赤 口腔内に水疱・発赤 水疱は時に破れて痛みを伴う。		①手洗い ②うがい ③咳エチケット
夏	手足口病	コクサッキーウイルス，エンテロウイルス	3〜5日間	飛沫感染 経口・接触感染	口の粘膜・手のひら・足の甲や裏に2〜3mmの水疱性の発しん		①手洗い ②うがい ③咳エチケット
秋〜冬	RSウイルス感染症	RSウイルス	4〜6日間	飛沫感染	軽い風邪様の症状から重い肺炎まで様々である。一般に低出生体重児・心疾患・肺疾患・免疫不全のある方は重症化するリスクが高い。		①手洗い ②うがい ③咳エチケット
秋〜冬	感染性胃腸炎	ロタウイルス，ノロウイルス等	1〜3日間	接触感染 経口感染	吐き気 嘔吐 下痢 発熱 腹痛		ロタウイルスについては，任意予防接種がある。 ①手洗い ②便や嘔吐物を処理するときは，使い捨て手袋・マスク・エプロンを着用し，処理後はよく手を洗う。
冬	インフルエンザ	インフルエンザウイルス	1〜3日間	飛沫感染 接触感染	38℃以上の発熱 頭痛 咳 咽頭痛 鼻水 筋肉痛 関節痛	対症療法が中心であるが，抗インフルエンザ薬もある。	①手洗い ②うがい ③咳エチケット 予防接種は，重症化予防を目的に実施

39 予防接種の意義と方法

　ワクチンで防げる病気を VPD (Vaccine Preventable Diseases)と呼びます。世界中には，多くの感染症が存在し，なかには，マラリヤやデング熱のように，ワクチンがないため有効な予防ができない感染症もありますが，ワクチンで防げる病気は，ワクチンをきちんと接種して，感染症(VPD)から命を守りましょう。

生後2ヵ月になったら，ワクチンデビュー！

　へその緒や母乳を通じてお母さんから受け継いだ免疫(移行抗体)は生後6ヵ月位までにはなくなり，その頃からいろいろな感染症にかかりやすくなります。特に乳児は感染症に対する免疫が未発達なため重症化しやすく，命にかかわることもあります。病気にかかりやすくなる生後6ヵ月ごろまでには，しっかりと免疫をつけましょう。特にヒブ，小児肺炎球菌，B型肝炎ウイルス，百日咳菌による感染症は，生後6ヵ月になるまでに接種を済ませておくことをお勧めします。予防接種は種類も回数も多く，多数のワクチンを1本ずつ受けていては接種が遅れがちとなります。そのようなときは，一度に複数の免疫をつけられる同時接種という方法がありますので，かかりつけの医師にご相談ください。

初めてのワクチンは，ヒブ＋小児用肺炎球菌＋B型肝炎

　ヒブと小児用肺炎球菌ワクチンは，細菌性髄膜炎を予防します。細菌性髄膜炎は生後6ヵ月を過ぎると増えてくるので，その前に初回3回の接種を済ませることが大切です。B型肝炎は母子感染の心配がないお子さんであれば生後2ヵ月の接種をお勧めします。

接種間隔に気をつけましょう

　ワクチンには「不活化ワクチン」と「生ワクチン」があります。不活化ワクチンを接種すると1週間後の同じ曜日から別のワクチンを受けられます。BCGやMRワクチン・水痘などの生ワクチンは，4週間後の同じ曜日にならないと別のワクチンが受けられません。生ワクチンと不活化ワクチンの接種順序に注意してスケジュールをたてましょう。

40 定期予防接種の推奨時期

　2016年(平成28年)10月から，B型肝炎ワクチンが定期接種化となりました。赤ちゃんの定期接種の推奨スケジュールは**表6-5**に示したとおりです。予防接種時期は非常にわかりにくく，赤ちゃんの体調が優れないときには受けられないことも多々あるため，初の試練と感じる新米ママも多いと思います。**表6-5**に記載した時期は標準的なものですので，標準的な間隔で接種できなかった場合は，医療機関に相談してください。

　なお，平成7年～18年に生まれた方は，多くが日本脳炎の予防接種を受けていないため，一期3回，二期1回接種が済んでいない場合は，追加接種してください。母子手帳や予防接種チェック表に記載しておくと就学時の報告にも便利です。

表6-5　定期予防接種の推奨スケジュール

ワクチン名	種　類	推奨年齢・目安月数	注意事項
ヒブワクチン(インフルエンザ菌b)	不活化 皮下接種	1回目：2ヵ月 2回目：3ヵ月 3回目：4ヵ月 ＊初回が7ヵ月を越えたり，1歳以上の場合は医療機関に相談すること。	1歳までに終了。1歳を越えた場合は，接種せずに追加へ。
追加ヒブワクチン	不活化	初回終了後7～13ヵ月あけて1回	
肺炎球菌(PCV13)	不活化	ヒブワクチンと同じ	ヒブと同じ
追加肺炎球菌ワクチン	不活化	初回終了後60日以上あけて，1歳以降に1回	
B型肝炎(HBV)ユニバーサル	不活化	1回目：2ヵ月 2回目：3ヵ月 3回目：8ヵ月	
B型母子感染予防目的	不活化	1回目：生直後 2回目：1ヵ月 3回目：6ヵ月	
四種混合(DPT-IPV：百日せき・ジフテリア・破傷風・不活化ポリオ)もしくは三種混合(DPT)と不活化ポリオ(IPV)別	不活化	1回目：3ヵ月 2回目：4ヵ月 3回目：5ヵ月	それぞれ20日以上あけて3回
追加四種 or 三種	不活化	初回終了後6ヵ月以上あけて1回	
BCG	生	5～7ヵ月で1回	
麻しん・風しん混合(MR)一期	生	1歳以上2歳未満で1回	
麻しん・風しん混合(MR)二期	生	小学校入学前1年間で1回	
水痘	生	1回目：12～15ヵ月 2回目：初回終了後，3ヵ月以上あけて1回	13歳以上では1回目終了から4週以上あける

41 乳幼児・小児の健康相談

具合が悪くなったときのOTC医薬品の活用
―小児科医等救急受診勧告の見極め―

　一般に，乳児は生後1年までを，幼児は1歳から6歳を示しており，乳幼児は生まれてから6歳までの小児を意味します。また，小児とは概ね15歳くらいまでを指しており，小児科での対象年齢になります。

　乳幼児は，自らの具合の悪さを適切に表現できず，保護者は熱や咳，下痢，嘔吐などの症状から判断せざるを得ないことが多いです。また，初期症状は熱などのいわゆる「かぜ症状」であっても，疾患名は様々であり，場合によっては急速に病状が悪化することもあります。

　一般用医薬品（OTC薬）は，病医院が休みのときの対処策として非常に有用ではありますが，2008年（平成20年），FDAは2歳未満の小児の誤飲・誤用による救急受診，過量投与による死亡の報告の多さなどから，OTCかぜ薬等を2歳未満に使用しないことを勧告し，さらに日本でも小児の用法用量を有するOTCかぜ薬等に，2歳未満の小児には医師の診断を優先するよう使用上の注意を記載する処置をとりました。

　子どもの具合が悪くなったときに，まずは日本小児科学会ホームページ内にある「こどもの救急」（http://kodomo-qq.jp/）を参考にすることが推奨されます。画面内にある症状の項目をクリックすると，子どもの状態をチェックする項目が現われて，該当する状態に✓を入れると，「様子を見る」や「すぐに受診する」などの対処方法が示されるので，夜間や休日などの診療時間外に病院を受診するかどうかの参考になります。

　OTC薬については，夜間に受診するほどではないものの熱で寝られないような状態であれば，熱さまし単独の薬を使用しても差し支えないでしょう。日中であれば水分を十分補給して安静に保つことを優先します。日中に解熱剤を汎用して活動すると，夜間に高熱を発して悪化することもあるので注意を要します。また普段から病医院受診時に，発熱時用の頓服薬や坐薬を処方してもらって常備しておくことも1つです。幼小児については咳や鼻の症状が軽いものであればOTC薬を使用する必要はなく，症状が続くようであれば受診することをお勧めします。胃腸症状についても，下痢や嘔吐で安易にOTC薬を用いることは差し控えましょう。

幼小児の具合が悪くなったときの救急相談窓口
―地域と一般的なこと―

　具合が悪くなったときの救急相談窓口として，小児救急電話 #8000 があります。全国同一の短縮番号 #8000 にかけると，居住地の相談窓口に転送されて小児科医師・看護師から子どもの症状に応じた適切な対処の仕方などのアドバイスを受けられます。ただし実施時間帯は各自治体によって異なっており，また1人の相談に時間を要するためにつながりにくいことがあります。

　また，先述した「こどもの救急」のなかには「広域災害・救急医療システム」(http://kodomo-qq.jp/index.php?pname=searchinfo) があり，各自治体が公開している医療情報をまとめたサイトがあります。ここには休日夜間診療所や救急病院さらには薬局などの情報も掲載されており，救急受診の際に役立ちます。

　また，各自治体において症状別のチャートなどが作成されており，これらを参考に「受診すべき」か「様子を見れば良いか」を判断することも1つです。以下の東京都保健福祉局から出されている東京都こども医療ガイドは，大変参考になります。

東京都こども医療ガイド

- http://www.guide.metro.tokyo.jp/symptom/netsu/chart.html

参考　小児向け絵本の紹介
①診察のとき，口を開けるのが苦手なお子さんには「おくちあーん！」
②おねしょが気になるときは「おねしょじゃんじゃん！」
③下の子が生まれる前後の上の子の扱いに悩むときは「あくしゅ！」
④注射の痛みの逃し方【ディストラクション distraction】については「やさしいちゅうしゃ」
⑤不安や緊張を和らげる方法【腹式呼吸】とボランティアに関しては「おたすけサンタ」
がお薦めです。各絵本の詳細は鈴木出版ホームページ(http://www.suzuki-syuppan.co.jp/)の「小児科医が伝えたい！　子どもの心をケアする絵本シリーズ」をご参照ください。

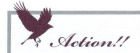

　　近隣の小児医療の受け入れ先情報を調べ，いざという時に備えましょう！

学んでおきたい
基本知識 7

衛生用品，介護用品等

✏️ 学ぶべき事項
1. 衛生材料・介護用品の製品知識，取扱い方法
2. 衛生材料・介護用品に関する情報収集の方法
3. 介護保険サービスにおける介護用品の提供方法

🏆 達成目標
1. 衛生材料・介護用品の製品知識，取扱い方法について熟知し，地域住民が適切に使用できるように提供・指導できる。
2. ニーズの高い衛生材料・介護用品について，住民の目線でわかりやすく説明できる。
3. 衛生材料・介護用品を必要とする薬局利用者に，適切な対応(衛生材料・介護用品の供給・提供，適切な行政サービス等の紹介)を判断し，実践できる。

42 コンチネンスケアとは

　排泄ケアというと，オムツ交換，トイレ誘導に代表される排泄そのものに対する直接的な介助行為を指すことが多く，いわゆる「お下の世話」いう認識を持たれています。

　排泄に何らかの問題を持つことによって，程度の差こそあれ，当事者に与える身体的，心理的，社会的ダメージは計り知れません。排泄ケアは直接介助的なケア提供だけでなく，その人が持つ能力を最大限に生かして自立（自律）した排泄ができるよう，本人，家族，関係者と協働してケアを提供することが大きな目的になります。つまり，その人の生き方を支え，その人の尊厳を護るケアにほかなりません。

　コンチネンスとは，英語のインコンチネンス（失禁）の反対語ですが，単に失禁（排泄の障害）がない状態だけに言及しているのではなく，排泄のコントロールができている状態を表しています。その考えを基本にしたコンチネンスケアとは，①失禁にならないように予防する（予防），②漏れ状態をアセスメントして治療や環境整備により漏れをなくす（治療とケア），③漏れが治せない障害として残ったとしても，本人や家族がケアできるように支援する（ケアとマネジメント），の3点になります。

正常な排尿

　排尿日誌を読むときや排尿ケアのアセスメントに必要になるため，正常な排尿を知ることが重要になります。一般に高齢者は蓄尿量，排尿量とも少なくなる傾向があります。

コンチネンスとは排泄のコントロールがついている状態
排泄のコントロールがついている状態とは
①漏れずにある程度ためることができ，認められた方法で気持ち良く出せること
②漏れ（排泄の障害）があったとしても，問題なく（生活に支障なく）過ごせること

図7-1　コンチネンスケアの考え方

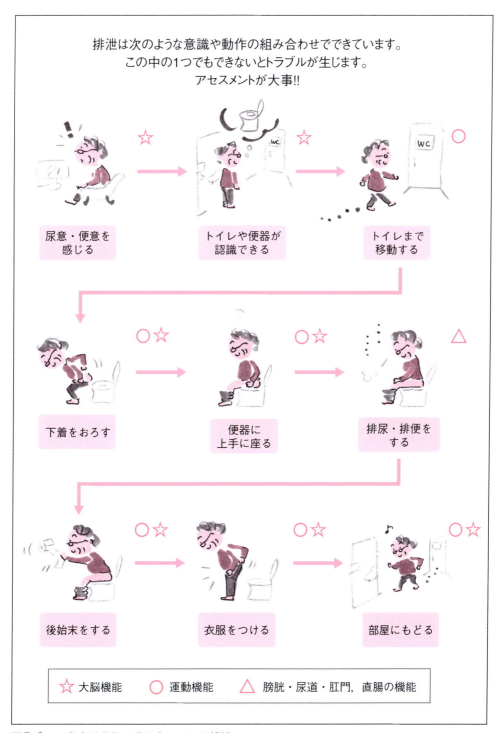

図7-2　日常生活動作で成り立っている排泄

43 排尿日誌（1）

　排尿日誌は「排尿の記録」のことをいい，基本は排尿時間と排尿量を記録し客観的なデータから排尿のアセスメント，診断，治療の評価などに使用します。記録用紙や記録する内容は何を知りたいか（目的）によって変わります（日本排尿機能学会のホームページからもダウンロードできます）。

記録の主な目的

①排泄パターンの把握
　　＊トイレ誘導の適切な時間の確認
　　＊ケア用品の選択や交換時間の決定
②治療効果の確認・排尿管理
　　＊治療薬や膀胱訓練の効果確認，間欠導尿の排尿管理
③水分出納のバランスチェック
　　＊適切な水分量や時間の把握や決定
④最大膀胱容量の推測

記録する内容（項目）

　次の項目を記録します。詳細は「排尿日誌（2）」を参照してください。
①排尿時時間
②毎回（排尿ごと）の排尿量
③漏れた時間
④漏れ量
⑤尿意や尿意切迫感の有無
⑥水分摂取量
⑦その他（漏れた時の状況や体調等）

☆尿意を催してから一時間程度は我慢ができ，
　尿意がなくても出そうと思えば出せる
　　　　※尿意を感じる尿量は150〜200mL
☆一回の排尿量は200〜400mL，平均300mL
　　　　※1日の尿量は約1200mL〜1500mL
☆一日の排尿回数は日中4〜7回，夜間0〜1回
☆排尿時間は10秒〜30秒
☆漏れがなく，残尿もない
☆混じり物や濁りがない
　　※高齢者は蓄尿量，排尿量共少なくなる傾向あり

図7-3　正常な排尿とは

- 尿量に合わせた使い方を！
  ☆いつ，どれだけ，どんなふうに漏れる？
  　　→できれば尿測を→失禁量に合わせて選択

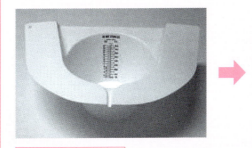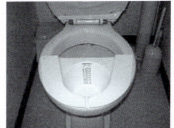

安心ユーリンパン®

　☆アウターまでの漏れを怖がって，実際の尿量より多めの製品を使うのは無駄
　　→動きを妨げ，転倒の危険もある
- 説明書は必ず読んでもらいましょう（正しい使い方を）

図7-4　尿量を測ってみよう！！

44 排尿日誌(2)

　排尿日誌は，1枚を1日分として使用します。頻尿等排尿回数の多い場合は，このような記録用紙が使いやすいです。

排尿日誌

年月日　　　　　　　　　起床時間　　時　　分
氏名　　　　　　　　　　就寝時間　　時　　分

	朝起きてから夜寝るまで				夜寝てから朝起きるまで				
	排尿又は尿もれの時間	排尿量(mL)	尿もれ量	尿意の有無と程度	その他	排尿又は尿もれの時間	排尿量(mL)	尿もれ量	尿意の有無と程度	その他
1	時　分					時　分				
2	時　分					時　分				
3	時　分					時　分				
4	時　分					時　分				
5	時　分					時　分				
6	時　分					時　分				
7	時　分					時　分				
8	時　分					時　分				
9	時　分					計				
10	時　分									
11	時　分									
12	時　分									
13	時　分									
14	時　分									
15	時　分									
16	時　分									
17	時　分									
18	時　分									
19	時　分									
20	時　分									
	計									

記入方法

・排尿量はコップに取るなどして測りましょう。

・尿もれ量は少量は○，中等度は◎，多量は●と記入しましょう。

・尿意なしは×，有りは○，強くありは◎，非常に強くありは●と記入しましょう。

・その他は，尿がもれた時の状況，排尿時の痛み，尿の濁りなどについて記入しましょう。

45 ブリストルスケール（BSS）

　体の中に入ってきた食べ物や水分は食道→胃→十二指腸→小腸→大腸を経由する過程で消化・吸収され，不要となった老廃物が便として体外に排出されます。ブリストルスケール（BSS）は，便の硬さ（性状）から消化管の通過時間の確認や，それを用いて排便ケアのアセスメントやケアの評価に使える指標です（図7-5）。

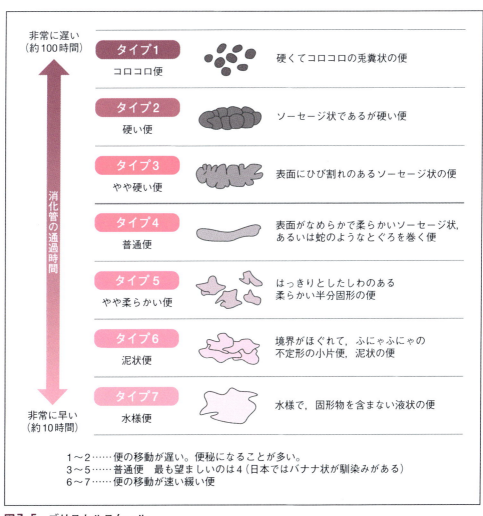

図7-5　ブリストルスケール

◎基本は，きちんと食べて，定期的にまとめて，苦痛なくだせるようにすること

◎出ていれば安心！は間違い

◎便秘は，食事，水分，生活リズム，運動，疾患や内服薬などに大きく影響を受ける

◎腸内環境を整えるケアやアドバイスを

図7-6　排便コントロールの考え方

☆回　数：1日に1〜3回，または1〜3日に1回
　　　　　個人差が大きい，人それぞれのリズムがある

☆量　　：大人であれば100g〜200g

☆形　　：有形で棒状（BSS3〜5）

☆その他：多少のいきみでスムーズに出る便意は5〜15分ほどで鈍磨し，我慢し続けると消失する

＊たとえ4〜5日に1回の排便であっても，有形で棒状の便が多少のいきみでスムーズに排便でき，排便のない間，特に苦痛を伴わなければそれはその人の排便リズムと考える
（観察は必要だが，処置は不要）

図7-7　正常な（気持の良い）排便

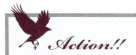

スクワット体操も，排便コントロールに役立ちます！！

46 衛生用品

　衛生用品とは，身体の汚れを落としたり清潔に保ったりするための商品を指します。衛生用品には厳密な定義はなく，ドラッグストアで取り扱っている商品のなかで，「医薬品」や「食料品」に該当しないものはほとんどが衛生用品といわれ，介護用品や消臭剤などが含まれることもあります。

　近年では，病気にならないために自分の体調を管理したり（セルフメディケーション），医療機関を受診する前に自分で処置をする（パーソナルケア）ことが重要視されるようになりました。身体を清潔にすることは，健康を維持することにもつながるため，上手に衛生用品を取り入れることは，セルフメディケーションやパーソナルケアの観点からも注目されています。

　衛生用品に含まれる介護用品は，ポータブルトイレ，紙おむつ，シャワーチェアなどのほか，入浴・シャワー用品，口腔ケアグッズ，ウェットティッシュ，マスクなど様々です。介護用品・介護用具は，介護に必要な用具・用品・機器を指しますが，特に法的な定義はありません。

　一方「福祉用具」は，福祉用具法において「心身の機能が低下し日常生活を営むのに支障のある老人又は心身障害者の日常生活上の便宜を図るための用具及びこれらの者の機能訓練のための用具並びに補装具」と定義されています。

　介護用品は福祉用具のなかに含まれ，衛生用品は介護用品のなかに含まれるという解釈が一般的です。

　福祉用具の詳細については，一般社団法人　日本福祉用具供給協会のホームページを参考にしてください。また，衛生用品の区分けを明確にしたい場合は，一般社団法人　日本衛生材料工業連合会（JHPIA）のホームページを参考にすることができます。

資　料
- 一般社団法人　日本衛生材料工業連合会（JHPIA）　http://www.jhpia.or.jp/
- 一般社団法人　日本福祉用具供給協会　https://www.fukushiyogu.or.jp/yougunohi/dona.html

47 排泄ケアにおけるスキンケア

スキンケアの原則は，①洗浄，②保湿，③保護です。

皮膚にダメージを与えない洗浄

①弱酸性の洗浄剤を十分に泡立て，厚みのある泡で愛護的に洗浄する。洗浄後，洗浄剤の成分が残らないように十分に洗い流す。

②ドライスキンが著明な場合や，垢が堆積して厚く皮膚に固着したものは，オリーブ油などで汚れを包み込み皮膚から離して除去する。オイル洗浄後は，石けん洗浄が不可欠。最近は，拭きとり後も油性成分を皮膚に残さず粘着剤がすぐ貼れるほどの洗浄剤もある。

保湿（乾燥から皮膚を保護するために保湿する）

①入浴時：保湿成分（乳液，クリーム，ワセリン，オイルなど）の入った入浴剤などを使用する。高温での入浴，洗浄力の強い洗浄剤の使用や垢すりを避ける（強くこすらない）。入浴後15分以内に保湿剤を使用。

②環境調整（加湿）

保護（皮膚のバリアをまもるために保護する）

①浸軟（ふやけ）を防ぐ：オムツ使用時は，吸水率の高い製品の選択，失禁量に合わせた吸収量のオムツの選択，重ね使いをしないなどの配慮が必要。

②浸軟を認めたら，早急に撥水性，被膜効果の高いスキンケア用品を使用し，皮膚のバリア機能を守る。

③皮脂を除去しすぎないように，臀部や陰部の石けん洗浄は1日1～2回（排便時）とし，石けん成分を十分に洗い流し，そのあとに軟膏やスキンケア用品を重ね塗りする。

48　おむつ券（おむつの給付）

　「おむつ券」は，在宅で介護を受け，おむつを必要としている人に対して，おむつ購入の補助券として支給されます。各自治体が独自に行っているサービスのため，支給対象者や補助券の金額は自治体によって異なり，まったく行っていない自治体もあります。

　東京都台東区では，3歳以上65歳未満の在宅介護を受けていて，①身体障害者手帳1，2級を所有し，紙おむつが必要と認められる人，②二分脊椎症により，直腸・膀胱機能障害をもち，高度の排便・排尿障害がある人，のいずれかに該当する人に紙おむつが支給されます（地域によって事情が異なります）。

　支給には申請が必要で，支給量は申請時の介護状況や使用量により決められます。住民税課税世帯は，支給量の10％を自己負担します。

　福井県丹生郡越前町では，65歳以上の在宅介護を受けている方で，要介護1～5に認定されたおむつをしている人や認知症の人を対象に，月1回おむつ券を発行しています。おむつ券で，紙おむつのほか防水シーツを購入することも可能です。助成額は，住民税課税世帯で要介護1～3の高齢者には月2000円，要介護4～5の高齢者には月3000円となっています。

へんしん自在ピタッチパンツ
テープタイプにもなる
2wayの紙パンツ

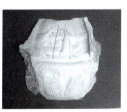
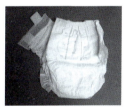

ベルトタイプのオムツ（パッド）

人間工学的に設計されたパッド（一枚遣い）

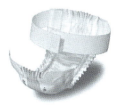
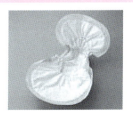

図7-8　様々な種類のオムツやパッド

● オムツやパッドの当て方の基本 ●

- 製品は圧縮されているので，圧縮を取ってから使う。オムツの上下の片方を持って，上から振り下ろして圧縮を取るような方法は正しくない（ポリマーが移動する）
- 製品の中心は体の中心に合わせる
- 鼠蹊部から漏れないようにと強く引っ張らずに，鼠蹊部から上に向かってタックを取るようにして隙間を作らない
- テープは仮留めをして，オムツの位置が決まったら，必ず留め直しをする（テープがクロスするように留める）
- テープタイプのオムツは骨盤の腸骨稜にしっかりオムツの上端をかけるようにする
- テープタイプのオムツにパッドを併用する場合は，オムツのギャザーの内側にパッドがはみ出ないように入れ込む（漏れ防止）
- パッドの多くは尿道口に製品をあてる（近づける）ことで直に尿を吸わせ，パッドやアウターへの漏れを防ぐことができる。
- パッドのバックシートの切り込みは NG

● オムツやパッドの選び方・使い方でチェックしたいポイント ●

- 手が不自由な方の場合は，三つ折りより二つ折り（開くだけ）のパッドが使いやすい
- 最近は男性用のパッドも多数開発されている
- できるだけサンプルを提供する

＊合うものと合わない物がある

→使用感，肌触りなど
　アレルギー（溶剤のアレルギーが出る人もいる。
　その場合はメーカーを変えると良くなる場合もある）

＊メーカー等の電話相談やネットの紹介

49 月経用品

　女性が月経に拘束される時間は，人生のうち通算約8年にも及ぶといわれています。その期間を安心して普段どおりに過ごすためには，月経用品を適正に使用する必要があります。特にナプキンは医薬部外品，タンポンは医療機器として医薬品医療機器等法の規制を受けており，薬剤師は産婦人科医，看護師，保健師などの専門職と協力して，適切な商品アドバイスを行うことが求められています。

　ナプキンは，月経用品のなかで最も使用率が高く，約70％を占めており，多くの種類が販売されています。

　選択時の主なポイントとして，以下が挙げられます。

①昼用，夜用，多い日用，おりものシートなどそれぞれの製品の長さ，幅を知り，経血量や使用時間帯などにより使い分ける。長時間トイレに行けないときは，タンポンと併用するなど工夫する。

②ウイングの有無や製品の厚さを知り，活動的に動き回るときはウイング付きにする，携帯用にコンパクトに持ち歩くときはスリムタイプにするなど使い分ける。

③肌に直接接する表面材の種類により，自然で柔らかな間食のコットンタイプと経血を素早く吸収してサラサラした感触のメッシュタイプを，好みや皮膚の状況により使い分ける。

④そのほかの，「流せるナプキン」や「布ナプキン」のメリット，デメリットを理解して必要に応じて使い分ける。

　タンポンは，脱脂綿やレーヨン綿を原料にし，円筒上に小さく圧縮した商品です。軽い日用，普通の日用（レギュラー），多い日用（スーパー）の3種類が一般的で，形状の違いにより，アプリケータータイプとフィンガータイプがあります。長時間挿入したままにしないなど，衛生管理に関する注意が必要です。

学んでおきたい
基本知識 **8**

薬物乱用防止

📝 学ぶべき事項
1. 依存性のある主な薬物，化学物質（飲酒含む）の摂取による健康影響
2. 覚醒剤，大麻，あへん，指定薬物等の乱用防止に関係する法律の規定
3. 薬物等の依存・乱用防止，過量服薬対策や自殺防止における薬剤師の役割
4. 地域における精神・福祉・保健センターの役割

🏅 達成目標
1. 依存性のある薬物等やその規制について説明することができる。
2. 薬物乱用，医薬品の不適正使用のおそれ等の相談を受けた際に，適切な対応（地域の支援策や支援の仕組みの説明，適切な行政の支援事業等の対応先の紹介）を判断し，実践できる。

50 薬物依存症の理解について

　薬物依存症は病気です。薬物依存症は，本人の意思が弱いことが原因といわれることが少なくありませんが，それは違います。薬物依存症は治療が必要な病気であり，治療を継続すれば改善する病気です。近年，危険ドラッグの使用が問題視されています。危険ドラッグは，覚醒剤の成分が含まれている多剤を混合したもので，覚醒剤よりも安価に入手できるために，低所得者層や若年層でも使用しやすいという特徴があります。

　有機溶剤や市販薬（ブロンなど）も同様です。危険ドラッグよりもさらに手に入れることが簡単な割に，有機溶剤については，若年層からの使用による脳へのダメージが他の薬物に比べて大きいことが特徴です。

　医療機関における薬物依存症の治療は，対症療法的な薬物療法，認知行動療法（認知のゆがみを修正する精神療法）などを組み合わせて治療していきます。

　また，NA (Narcotics Anonymous) や DARC (Drug Addiction Rehabilitation Center) などの自助グループも比較的よく使われる社会資源です。

　日本は諸外国に比べ，違法薬物を使用すると社会復帰が難しい環境です。しかし，多くの人が支援者の力を借りながら，社会復帰をしています。

違法薬物を取り締まる法律

　麻薬，大麻，あへん，覚醒剤，向精神薬は，医療や学術研究の分野で必要な薬物ですが，本来の目的以外に乱用されると，取引をめぐる犯罪や中毒による健康被害など様々な問題を引き起こす原因となります。そのため国は，「麻薬及び向精神薬取締法」，「大麻取締法」，「あへん法」，「覚せい剤取締法」により，薬物乱用を防ぐために厳しく対処しています。これら4つの法律を「薬物4法」と呼んでいます。ほかに，「国際的な協力の下に規制薬物に係る不正行為を助長する行為等の防止を図るための麻薬及び向精神薬取締法等に関する法律」，「麻薬特例法」などがあります。特例法も含め，「薬物5法」ともいいます。薬物4法は，麻薬と向精神薬の製造や取引を取り締まることで乱用を防止し，中毒者には必要な医療措置を行うことを目的とした法律です。関連法では向精神薬について，薬局での取り扱いについての手引きも明記しています。

薬物依存はどこで治療できますか？

- 都道府県にある、**精神保健福祉センター**に相談してください。
- どうしても精神保健福祉センターがわからない場合は、**国公立の病院**に相談してください。

薬物依存の民間支援団体

- ダルク(DARC)、NA (Narcotics anonymous)などは、薬物依存の自助グループです。
- ミーティングを中心に回復を支援していきます。

図8-1 薬物依存の治療施設

地域保健福祉センターでは…

- 匿名でも相談にのってくれます。
- 適切な治療機関を教えてくれます。
- 病院で治療した後でも相談にのってくれます。
- 場合によっては訪問してくれます。
- 依存症を予防できるプログラムを受けることができます。
- 家族からの相談も受けます。
- 全部無料です。

図8-2 精神保健福祉センターで受けられるサービス

51 アルコール健康障害対策推進基本計画

　2010年(平成22年)に，WHOは「アルコールの有害な使用を低減するための世界戦略」を採択しました。2013年(平成25年)には循環器疾患，がん，糖尿病などの非感染性疾患の予防と管理のため，「非感染性疾患の予防と管理に関するグローバル戦略2013-2020年行動計画(Global Action Plan 2013-2020)」を発表し，「アルコールの有害な使用の少なくとも10％の削減」を目標の1つとしています。

　それを受け，日本では2014年(平成26年)6月に「アルコール健康障害対策基本法」を施行し，アルコールによる健康障害が本人の健康問題だけでなく，飲酒運転や暴力など社会問題を引き起こす危険性が高いことを明記しています。アルコールに関係する問題の根本的な解決と，アルコール障害者およびその家族を支援していくことを基本理念としています。

　この基本法を踏まえて2016年(平成28年)5月に策定されたのが「アルコール健康障害対策推進基本計画」です。2016年度から2020年度までの5年間を対象とし，アルコール健康障害対策が計画的に実施されていく内容となっています。

　基本的には，①飲酒に伴うリスクやアルコール依存症についての知識の普及や，不適切な飲酒を防止する社会づくり，②精神保健福祉センターや保健所が中心となり，誰もが相談できる場所や支援体制づくり，③アルコール依存症の地域における拠点機関の整備を進め，医療における質の向上と連携の促進を図る，④アルコール依存症者の円滑な回復や社会復帰のための社会づくりの4つの柱が掲げられています。

アルコール薬物問題全国市民協会(ASK)に連絡相談窓口一覧

http://www.ask.or.jp/yakubutsuproblem.html

参　考

- アルコール依存の民間支援団体

　AA (Alcoholics Anonymous；アルコーホリクス・アノニマス)や断酒会は，アルコール依存者の自助グループです。ミーティングでの体験発表などで回復を支援していきます。

52 地域における精神・福祉・保健センターの役割

市町村保健センター

　保健，医療，福祉について，身近で利用頻度の高い相談に対応します。障害福祉サービス，自立支援医療などの申請受付にも対応します。保健師が訪問などにより相談支援を行いますが，多くは相談者の居住地の担当保健師が対応します。自分の担当地域の保健師と顔なじみになることで，その後の相談がスムーズに進みやすいです。

保健所

　こころの健康，保健，医療，福祉に関する相談，未治療，医療中断者の受診相談，思春期・ひきこもり・アルコール・薬物依存症の家族相談など幅広い相談を行っています。電話や面談による相談があり，医師，保健師，精神保健福祉士などの専門職が対応します。面談や訪問を希望する方は事前に電話予約することをお勧めします。

精神保健福祉センター

　各都道府県・政令指定都市に設置されている「こころの健康」に関する相談事業を行う公的機関です。医師，看護師，保健師，精神保健福祉士，臨床心理士，作業療法士などの専門職が対応します。精神保健福祉全般にわたる相談を電話や面接で行っています（事前に予約が必要）。全国に窓口が設置されているので，詳しくは下記リンクよりご確認ください（無料）。

- http://www.zmhwc.jp/centerlist.html

> **関係機関の紹介のしかた（つなぎ方）**
> ①相談者の了解を得る。
> ②紹介先に電話をし，気になること，心配なことの概要を説明する。
> ③対応が可能であるか確認し，窓口名，担当者名を確認し，必要であれば予約する。
> ④相談機関名，窓口名，担当者名，電話番号，アクセス方法等を相談者に伝える。

53 スポーツ選手のドーピング防止規程

　ドーピングとは，スポーツ選手が競技能力を高めるために薬物などを不正に使用することをいい，「スポーツの価値を損なう」，「フェアプレーの精神に反する」，「競技者自身の健康を害する」，「反社会的行為である」という理由から，禁止されています。

　ドーピングに関する規則は，世界ドーピング防止機構(World Anti-Doping Agency：WADA)が2003年(平成15年)に採択し，翌2004年(平成16年)に発効されました。WADAによる「世界ドーピング防止規程」はWADA codeと呼ばれ，国際基準となっています。

　日本では，公益財団法人日本アンチ・ドーピング機構(Japan Anti-Doping Agency；JADA)がWADA codeに基づき，国内におけるドーピングの根絶のため活動を行っています。

　禁止物質と禁止方法は，WADAの禁止表に掲載されています。ドーピング検査は，尿や血液を採取し，WADA認定機関で分析されます。検査により禁止物質が検出されると，治療目的の場合でも制裁が課せられるため，スポーツ選手や関係者は禁止薬物についての最新の知識が必要とされます。

　医薬品(一般薬・処方薬)に関する情報は，各都道府県薬剤師会に設置された「薬剤師アンチ・ドーピングホットライン」に問い合わせるか，Global DRO (http://www.globaldro.com/JP/search)にて検索することで得ることができます。また，公益財団法人日本体育協会では「アンチ・ドーピング　使用可能薬リスト」を発行しています。

公認スポーツファーマシスト

　ドーピング防止活動に関する正確な情報や知識を持ち，競技者やスポーツを行う一般の人にもドーピング防止のための情報提供を行う人材を確保するために設けられた資格です。日本アンチ・ドーピング機構(JADA)が，薬剤師の協力のもと認定制度を設立し，2009年(平成21年)度より実施しています。資格対象者は薬剤師で，2種類の講習会を受講後，試験に合格すると認定されます。

学んでおきたい基本知識 9

公衆衛生

✏ 学ぶべき事項

1. 日用品などに含まれる化学物質とその危険性の摂取による健康影響
2. 誤飲や誤食による中毒の対応
3. 学校薬剤師の位置づけと業務
4. 食中毒の原因となる細菌・ウイルス，自然毒，原因物質，症状，対応方法

🏅 達成目標

1. 日用品などに含まれる化学物質による健康影響を薬学的な観点から説明できる。
2. 日用品に含まれる化学物質の危険性から回避するための方法を住民の目線でわかりやすく説明できる。
3. 誤飲や誤食による中毒に対して住民の目線でわかりやすく助言できる。
4. 学校薬剤師の役割と活動を説明できる。
5. 食中毒の原因となる細菌・ウイルス，自然毒，原因物質，症状，対応方法について，住民の目線でわかりやすく説明できる。

54 日用品などに含まれる化学物質とその摂取による健康への影響

　近年，薬局でも日用品の相談を受けたり販売を行うことが多くなっています。最近ではドラッグストアやネット販売により，個人の嗜好や価格によって購入決定されているのが現状です。生活していくために必要なそれらの製品には化学物質が含まれていることもあるため，誤使用による危険を避けたり，保管など個々人の生活に合った適切なアドバイスを行うことが望まれます。

　主な日用品を**表9-1**に示します。このなかには，医薬部外品や化粧品が多く含まれています。医薬品の規制緩和により指定医薬部外品となっている消毒保護剤や，化粧品においても有効成分のある薬用化粧品が増えており，日用品と切り離せなくなっています。（ ）内は製品に含まれる化学物質と注意点などです。現在，化粧品は全成分表示が義務づけられていますが，入れられない防腐剤，紫外線吸収剤，タール色素の配合を制限する代わりに自己責任で自由に成分を配合できるため，回収・副作用情報に注視する必要があります。

表9-1　主な日用品の一覧

衛生用品	生理用品，絆創膏，マスク，おむつ，尿取りパッド，綿棒など
洗剤	台所用，風呂用，洗濯用，トイレ用など（界面活性剤による肌荒れなど） （漂白剤の塩素系による塩素ガスの換気，混合による硫化水素発生など）
オーラルケア用品	歯磨き粉，洗口液以外にも口腔化粧品あり 歯ブラシ，歯間ブラシ，口腔清拭剤など
トイレタリー用品	ボディケア用品，スキンケア用品，ヘアケア，シェービング用品，アロマ用品，入浴剤など
化粧品	化粧水，乳液，クリーム，日焼け止めなど（成分のアレルギー，保湿剤添加のプロピレングリコールなど）
家庭用化学製品	殺虫剤，防虫剤，防湿剤（ディートによる蕁麻疹など）
その他雑貨品	乾電池，マッチ，ライター

55 誤飲・誤食による中毒の対応と相談先

　私たちの身の周りには，誤飲や誤食によって中毒事故を起こすものがたくさんあります。小さなお子さんの場合は行動範囲が広がってくる時期に事故が起こりやすくなり，高齢者の場合は認知機能の低下による思い込みや勘違いによって起こります。少量でも命の危険がある場合もあり，小さなお子さんのいる家庭では誤飲や誤食の可能性があるものを子どもの手の届く場所に置かないことが大切です。そのためにも，どんなものが誤飲や誤食の原因になるのかを知っておくとともに，誤飲・誤食をしてしまった場合の対処方法や相談先を確認しておく必要があります（**図9-1**）。

　親や兄弟が服用している医薬品の誤飲のほか，子どもの誤食で最も多い例はたばこです。灰皿代わりに利用した空き缶をジュースと間違えて，ニコチンの溶け出した水を飲んでしまうこともあります。これはたばこそのものを口にしてしまうよりも中毒の危険が高くなります。おもちゃやリモコンなどに使用されているボタン電池や，除光液，灯油なども子どもが興味を持ち，口に入れやすいものです。そのほか，玩具のスーパーボールやたばこ型の砂糖菓子の誤飲による窒息死，また近年では「ジェルボール」と呼ばれる液体入りパック型洗剤を子どもや高齢者が誤って飲み込む事故が報告されています。高齢者による誤飲・誤食の場合は，食品に入っている乾燥剤や芳香剤，入れ歯洗浄剤，おむつなどに使用されている吸水ポリマーや薬の PTP シートごとの服用などがあります。

中毒110番・電話サービス（公益財団法人日本中毒情報センター）

●一般専用電話（情報提供料：無料）

　大阪　072-727-2499（365日24時間）

　つくば　029-852-9999（365日9時〜21時）

　＊一般専用電話に医師および医療機関から問い合わせを受けた場合は，情報提供料は有料（1件につき2000円）。

●医療機関専用有料電話（情報提供料：1件につき2000円）

　大阪　072-726-9923（365日24時間）

　つくば　029-851-9999（365日9時〜21時）

● たばこ専用電話(情報提供料：無料，テープによる一般向け情報提供)

072-726-9922（365日24時間）

【中毒110番の取扱う対象】
中毒110番は化学物質や動植物の毒などによって起こる急性中毒について，実際に事故が発生している場合に限定し情報提供しています。
- 家庭用品：乾燥剤，化粧品，たばこなど
- 医薬品：医療用医薬品，一般用医薬品（OTC薬）
- 農業用品：殺虫剤，殺菌剤，除草剤，肥料など
- 自然毒：フグ，マムシ咬傷，きのこなど
- 工業用品：硫化水素，化学薬品など

以下のようなものについては受け付けていません
- 慢性中毒（薬物依存，薬物乱用，労働災害，環境汚染など）
- 医薬品の常用量による副作用・ショック
- 催奇形性・胎児への影響
- 放射性同位元素
- 細菌性食中毒，寄生虫
- イヌ，ネコ，ネズミによる咬傷（感染が問題となるもの）
- 衛生面が問題となる虫等：ゴキブリ，ハエ，蚊，カタツムリ，ナメクジ，ミミズなど
- 糞　尿
- 異物：通常，成分が消化管で吸収されて急性中毒を起こすことはなく，主として物理的障害が問題となるもの
  ※異物の例：押しピン，釘，ホッチキスの針，ピアス，パチンコ玉，磁石，硬貨，紙類，ラップ類，アルミ箔，発泡スチロール，医薬品のPTP包装，ガム，輪ゴム，消しゴム，おもちゃの部品（たとえばネジ，タイヤ），プラスチック（たとえばスプーン，フォーク），金具，石，土砂，ガラス（たとえばおはじき，ビー玉）など

こどもの誤飲事故の場合：小児救急電話相談 #8000

- 小児科医師・看護師からお子さんの症状に応じた適切な対処の仕方や受診する病院などのアドバイスを受けられます。
- 全国同一の短縮番号 #8000 をプッシュすることで，お住まいの都道府県の窓口に自動転送されます。
- 実施時間帯は自治体によって異なります。お住まいの都道府県を選択すると，実施時間帯などの詳細を表示します。

図9-1 誤飲・誤食をしてしまった場合の対処方法

ほとんど心配なし

石けん	中毒の心配はほとんどない。10g以上食べて様子がおかしい時は、無理に吐かせないで病院へ。
歯磨き粉	中毒の心配はほとんどない。フッ素を含む場合は、吐かせて様子を見る。
マッチ、ろうそく、乾燥剤、脱臭剤、線香、蚊取りマット、コンタクトレンズ用品、体温計の水銀	中毒の心配はほとんどない。
ファンデーション、口紅、クリーム、乳液、ヘアムース、ポマード、ベビーオイル	中毒の心配はほとんどない。
クレヨン、水性絵の具、鉛筆、消しゴム、粘土	乳幼児専用のものでなくても、中毒の心配はほとんどない。

飲んでいたら病院へ

酸性・アルカリ性以外の洗剤(台所用洗剤、浴室用洗剤、ガラス用洗剤、洗濯用洗剤)酸素系漂白剤、柔軟剤	なめた程度なら様子見る。飲んでいたら無理に吐かせないですぐに病院へ。
シャンプー、ボディシャンプー	なめた程度なら吐かせないで様子見る。飲んでいたらすぐに病院へ。
リンス、ヘアトニック、化粧水、香水	なめた程度なら様子見る。飲んでいたら無理に吐かせないですぐに病院へ。
油性塗料、合成樹脂塗料	なめた程度なら様子見る。飲んでいたら吐かせないですぐに病院へ。
芳香剤、消臭剤、花火	少量なら様子見る。多量に飲んだ場合は、無理に吐かせないで病院へ。
液体蚊取り	何も飲ませず、吐かせず、少量の場合は様子見る。多量の場合はすぐに病院へ。
アルコール、インスタントコーヒー、しょうゆ	水をたくさん飲ませて様子見る。多量に飲んだ場合は、無理に吐かせないで病院へ。
インク、墨汁	水をたくさん飲ませて様子見る。インク20 mL、墨汁10 mL飲んだ場合は無理に吐かせないで病院へ。

すぐに病院へ

たばこ	少量でも危険。何も飲ませず吐かせて病院へ。
塩素系漂白剤、排水パイプ洗浄剤、カビ取り剤、酸性・アルカリ性洗剤(トイレ用洗剤、浴室用洗剤、換気扇・レンジ用洗剤など)	少量でも危険。吐かせないですぐに病院へ。
床・家具用ワックス剤	少量でも危険。何も飲ませず吐かせないですぐに病院へ。水溶性であれば危険性は低い。
ガソリン、灯油、潤滑油、シンナー、ベンジン	少量でも危険。何も飲ませず吐かせないですぐに病院へ。
医薬品	薬品によるが、飲んだ量を確認し、すぐに吐かせて病院へ。
マニキュア、マニキュア除光液	ひとくち飲んでも危険。何も飲ませず吐かせないですぐに病院へ。
衣類用防虫剤(しょうのう)	牛乳は吸収を速めるので飲ませない。少量でも吐かせないですぐに病院へ。
衣類用防虫剤(ナフタリン、パラジクロロベンゼン)	牛乳は吸収を速めるので飲ませない。少量でもすぐに吐かせて病院へ。
家庭用殺虫剤	少量でも危険。何も飲ませず吐かせないですぐに病院へ。
殺鼠剤、ホウ酸ダンゴ	少量でも危険。すぐに吐かせて病院へ。
ボタン電池	飲み込んでいれば、何も飲ませず吐かせないですぐに病院へ。

56 学校薬剤師の位置づけと業務

　学校薬剤師は，学校保健安全法の定めるところにより，大学を除く国立・公立・私立の学校すべてに任命委嘱されています。

　学校薬剤師の職務は，学校保健安全法施行規則第24条「学校薬剤師の職務執行の準則」に規定されており，下記の職務を担っています。

①学校保健委員会への参加などによる学校保健計画及び学校安全計画の立案への参与
②環境衛生検査（教室等の換気・採光・照明，飲料水等の水質及び施設設備，学校の清潔・ネズミ・衛生外虫等及び教室等の備品の管理，水泳プールの水質及び施設設備等）に従事するとともに，学校の環境衛生検査の維持及び改善に関し，必要な指導及び助言を行う
③健康相談及び保健指導に従事する（感染症，熱中症等）
④学校において使用する医薬品，毒物，劇物並びに保健管理に必要な用具及び材料の管理に関し必要な指導及び助言を行う
⑤必要に応じ，学校における保健管理に関する専門的事項に関する技術及び指導に従事する（学校給食衛生管理基準に基づく衛生管理への指導助言及び定期衛生検査へ協力）
⑥薬物乱用防止教育，くすりの適正使用，ドーピング防止啓発活動等

　近年，学校薬剤師は保健体育教諭または養護教諭などと連携し，小・中学校での「くすりの正しい使い方」の継続的な学習を通して，医薬品に関する知識の理解とセルフメディケーションの推進を目指しています。

57 食中毒の原因となる細菌やウイルスなど

食中毒は，原因によって以下のような種類があります。
①微生物による食中毒（細菌性食中毒，ウイルス性食中毒）
②自然毒による食中毒（動物性食中毒，植物性食中毒）
③化学物質による食中毒

　食中毒の発生状況を見ると，全体の7割以上を細菌性食中毒，ウイルス性食中毒が占めています。原因物質の1位がノロウイルス，2位がカンピロバクターとなっています（図9-2）。
　細菌性食中毒には，感染型と毒素型があり，その特徴や原因細菌について理解しておくことで食中毒予防にもつながります（表9-2）。
　①感染侵入型：原因細菌が食品中で増殖し，食品とともに摂取することで発症する
　　（原因細菌）サルモネラ，腸管侵入性大腸菌，カンピロバクター，エルシニア
　②感染毒素型：原因細菌が食品中で増殖し，食品と共に摂取し，生体内で増殖する際に毒素を産生し，その毒素によって発症する
　　（原因細菌）腸炎ビブリオ，ウェルシュ菌，病原型大腸菌，コレラ菌，赤痢菌
　③毒素型：食品中で原因細菌が産生した毒素を食品とともに摂取して発症する
　　（原因細菌）黄色ブドウ菌，ボツリヌス菌，嘔吐型セレウス菌

　ウイルス性食中毒の原因として，ノロウイルスがあげられます。ノロウイルス感染を予防するためには，①調理の前，食事の前，トイレの後には，しっかり手洗いをする，②食品を加熱調理するときは，十分に加熱する（85℃以上，1分以上），③二枚貝（カキ，あさりなど）を使うときには，しっかり加熱する，④冬季（10月～3月）に食中毒発生が多い，ことに注意する必要があります。
　自然毒による食中毒では，ふぐ毒，毒カマス，あさり，毒キノコ，青梅があげられます。一般に自然毒による食中毒は，致命率が高い場合があります。

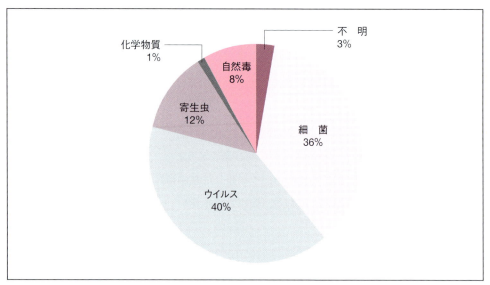

図9-2 食中毒の発生状況（2015年）

（出典：厚生労働省）

表9-2 主な食中毒の原因菌，症状

原因細菌・ウイルス	潜伏期間	症状	感染経路
サルモネラ	平均12時間	下痢，腹痛，発熱等の胃腸症状	鶏卵，鶏肉
カンピロバクター	2～5日間	下痢，腹痛，発熱，悪心，嘔吐，頭痛，悪寒，倦怠感	生または調理不十分の鶏肉，牛レバーなど
腸炎ビブリオ	平均10～24時間	上腹部の激痛，下痢を伴う水様便，発熱，吐き気 2～3日で回復	魚介類に付着 好塩菌のため，塩分を含む条件があれば，増殖する
黄色ブドウ球菌	平均3時間 毒素エンテロトキシンの産生	吐き気，嘔吐，腹痛，下痢，一過性の下痢で治まる	おにぎり，菓子など 毒素は加熱に強い
ノロウイルス	平均1～2日	吐き気，嘔吐，下痢，（激しい水溶性）腹痛 1～2日間で軽快する	患者の便や嘔吐物が原因で感染 汚染されたカキなど二枚貝が原因で感染

58 大規模災害発生時の対応：薬剤師向け

東京都の防災計画

東京都は「災害対応力が備わっている都市」の確立を目的に防災計画を発表しています。そのなかの医療活動に関する事例のうち，薬剤師に関係する部分を簡潔にまとめてみます。

● 医療機関等の分類と役割分担

稼働している医療機関に重傷から軽症まで患者が集中し，本来緊急対応が必要な患者が医療を受けられないという事例を避けるために分類と分担が設定されました（表9-3）。また，医療機関の稼働状況や患者受け入れ状況に応じて患者を分配できるよう広域災害救急医療情報システム（Emergency Medical Information System：EMIS）を導入しています。

● 医薬品等供給体制

発災から72時間以内は，各医療機関は各々の備蓄を使用し，医療救護所や避難所は区市町村の備蓄を使用します。72時間以降は卸を介した受注発注となります（図9-3）。

● 薬剤師班の活動：他県からの応援薬剤師も含む

東京都は東京都薬剤師会との間で，また，各市区町村は地区薬剤師会との間で災害協定を締結しています。災害時に医療救護活動に参加するすべての薬剤師は，東京都薬剤師会，または地区薬剤師会の指示に従って以下のような「薬剤師班活動」を行います。

①緊急救護所や医療救護所で軽症者に対応し災害処方箋によって調剤，与薬を行います。

表9-3　医療機関等の分類と役割分担

災害拠点病院 →	診療の継続（主に重症患者）
災害拠点連携病院 →	診療の継続（主に中等症者）
災害医療支援病院 →	診療の継続または救護所活動
診療所・薬局 →	救護所活動
（緊急）医療救護所 →	主に軽傷者の治療

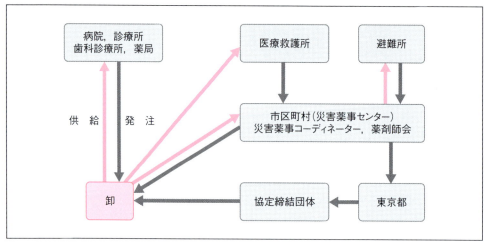

図9-3　発災72時間以降の医薬品等供給体制
病院等は通常の方法で受注発注を行い，救護所や避難所は災害薬事センターを介して卸に発注をします。救護所は卸から供給を受け，避難所は災害薬事センターから必要に応じて配分されます。災害薬事センターから東京都，協定締結団体などを介して受注発注する場合もあります。

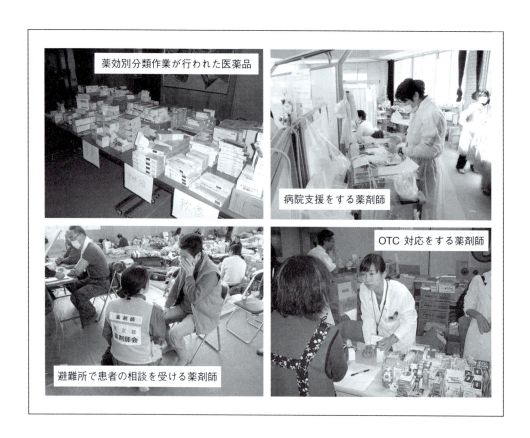

②避難所で被災者の相談に応じるなどの活動をします。
③災害薬事センター等にて医薬品の供給，管理，仕分け等の活動をします。

これら薬剤師班の班員は事前登録が必要であり，他県からの応援薬剤師は活動前に現地で登録することになります。

● **災害対応関連通知**

大規模災害時等において医師等の受診が困難な場合，又は医師等からの処方箋の交付が困難な場合においては，被災地における調剤等に関して厚生労働省通知等が通知されることがあります。いくつかの例を挙げてみます。

- 被災患者の持参する薬袋等から常用する向精神薬の薬名，用法用量が確認できる場合は患者に対し必要な処方箋医薬品を授与することが可能である。
- 医師からの処方内容が確認できる，かつ必要最小限の調剤である場合，保険調剤として取り扱うことができる。

また，保険医療機関の建物が全半壊した場合仮設医療機関での診療を保険診療又は保険調剤として取り扱って差し支えない，診療録等の滅失又は棄損等の場合発災前の分は概算で請求することができるなどの事例も発令されています。

平時の準備

被災地の薬局には医療救護における多くの役割が求められます。これらの活動を円滑に実施するためには平時の準備が欠かせません。ご自身の薬局で準備完了項目をチェックしてみましょう。

☐ DPC（安否確認，業務継続，患者誘導等を含めて）の作成
☐ 連絡先一覧の作成
☐ 発災時に出勤可能な人員の確保
☐ 複数の通信手段の確保（衛星電話，携帯電話，メール機能，FAX 等）
☐ 非常電源の確保や乾電池の備蓄
☐ 停電時に使用可能な天秤や手書き薬袋の準備
☐ 発災後72時間以内の医薬品，消毒薬，食糧，水，ガソリン等の備蓄
☐ 交通手段（車，バイク，自転車等）の確保
☐ 近隣医療機関との連携
☐ 患者指導：患者用テキスト参照
☐ 防災訓練の実施

59 大規模災害発生時の対応：患者向け

　2011年（平成23年）の東日本大震災では，大きな地震に引き続いて津波が発生したため，多くの患者さんが，それまで飲んでいたお薬が水に流されたり泥水に浸かってしまったりしたために，薬を飲み続けることができなくなってしまいました。

　厚生労働省は，大規模な自然災害などで薬を飲み続けることができなくなってしまった患者さんのために，いつも飲んでいる薬の名前や量がわかれば，処方箋がなくても薬がもらえるように特例を出すことがあります。

- お薬手帳にいつも新しいシールを貼っておきましょう。
- 避難するときはいつも飲んでいる薬と一緒にお薬手帳またはお薬説明書を持っていきましょう。
- 自宅で用意している避難袋等に保険証やお薬手帳，お薬説明書のコピーを入れておきましょう。
- 自分がいつも飲んでいる薬は，ご家族にも知っておいてもらいましょう。

　また，病院が被災して医療活動が続けられなくなる場合も想定されますので，すぐにお薬が受け取れないことがあります。

- インスリン，ワーファリン，てんかんの薬など，飲み続けることができなくなると危険な状態になる可能性のある薬は，予備を用意しておきましょう。
- 予備の薬は，長期間保管していると使用期限が切れる場合があるので，定期的に新しいものと入れ替えるようにしましょう。

　大規模災害が起きたときなど，避難所や病院の門前に緊急の救護所が立ち上がったり，避難所に医師や薬剤師が回ってきて診察したり健康相談にのってくれたりすることがあります。その場合，保険証がなくても保険診療が認められることがあります。

- 大規模災害が起きたときなどは，保険証が手元になくても健康に不安を感じたり薬が必要だったりしたら，救護所や避難所で相談するようにしましょう。
- 救護所や避難所では限られた種類の薬しか用意できません。ジェネリックやよく似た作用の薬に変更される場合があります。

60 健康を維持する快適な環境

　ナイチンゲールが野戦病院の死者の大多数が，傷が原因ではなく劣悪な環境（感染症）によって死亡したことに気づき，院内の衛生環境を向上させ，死亡率を低下させた話は有名です。健康を向上させるためには，快適な環境を保つことが大切です。

温度・湿度

- 冬　18～20℃
- 夏　27～28℃（外気温との差　5℃以内）
- 快適湿度　40～60％

● 熱中症予防

　高温多湿な環境にいることで，体内の水分や塩分のバランスが崩れ，体温調節機能がうまく働かなくなり，体内に熱がこもった状態になります。熱中症予防のためには，以下のことを行うことをお勧めします。

①扇風機やエアコンで温度を調節しましょう。
②遮光カーテン，すだれ，打ち水などを利用しましょう。
③室温をこまめに確認しましょう。
④のどが渇かなくても，水分補給を心がけましょう。

換気

　空気中には，一酸化炭素，二酸化炭素のほか，ちり，ダニ，各種の菌，たばこの粉塵など様々な汚染物質が含まれています。換気によってこれらの物質を取り除くことができます。

　2～3時間に1回は窓を開け，空気を入れ換えましょう。特に暖房時は，1時間に5分程度窓を開けることをお勧めします。できるだけ対角線となるように，窓を2箇所以上開けると効率的に換気ができます。

光の健康効果

　日の出とともに起き，日中活動し，日が沈むと休息をとるという生活が生物としての本来の姿です。

　ヒトの生体リズムは25時間周期のため，24時間周期で回っている環境との間にズレが生じます。脳にある生物時計がこのズレを調節しています。生物リズムの調節には，「昼夜の明暗環境の変化」が大切です。目から入った光が生物時計へ伝達され，昼間は明るい環境，夜は暗い環境で生活することが，正常な睡眠・覚醒リズムにつながります。

　朝に十分な太陽光を浴びなかったり，1日中暗い部屋で過ごすと，生体リズムの調節がうまく行われず，睡眠障害につながりやすくなります。

ダニ対策

　ダニは非常に小さく，ほとんど目に見えません。しかし，室内には，ハウスダストの中に何種類かのダニが生息しています。普通に生活していると気づかないことが多いですが，喘息やアレルギーを引き起こすアレルゲンとなることもあります。

　ダニが卵を産むために必要なのは，潜れるところです。カーペット，畳，ふとんなどの寝具は，ダニの格好の住みかとなります。

●**ダニ退治のポイント**

①湿度を下げる

　＊湿度が55％以下になると，ダニは生きていけません。

　＊こまめに窓を開けて換気をしましょう。

　＊畳の上にカーペットを敷くのは，ダニが住みやすい環境を作ることにつながります。

②えさをなくす

　フケや垢，髪の毛，お菓子の食べこぼし，ペットの毛などは，ダニの好物です。床や畳の上に落ちたらこまめに掃除をしましょう。

column 脱水予防にはイオン，イオン飲料を！

　ヒトは通常1日に2.5Lの水分が必要とされていますが，汗で失われる水分の量は含まれておらず，脱水予防のためには汗の量の分を補わなければなりません。同時に，汗で失われる塩分も補う必要があります。大量の汗をかいた後に，ミネラルウォーターやお茶など塩分を含まない飲料を飲む方も多いですが，かえって脱水を助長するリスクも高まります（自発的脱水）。脱水症や熱中症を予防するためには，塩分0.1〜0.2％（ナトリウム：40 mg〜80 mg/100 mL）のイオン飲料（スポーツ飲料）が推奨されています。また，素早い水分吸収には3〜6％（運動中は4〜8％）の糖質を含む飲料が適しているとされています。ポカリスエットは，49 mg/100 mLのナトリウムを含み，糖質は約6％で汗により失った水分を素早く補給することができます。体水分量が少なく，のどの渇きを感じにくい高齢者や塩分や糖分を制限されている患者さんは脱水症や熱中症のハイリスク者でもあることも認識しておくことが大切です。

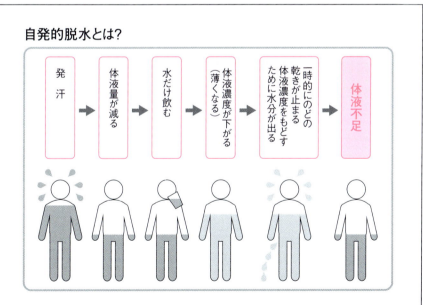

なぜ，ナトリウムが必要なのか？

61 薬害の歴史

- **1948年　京都・島根ジフテリア予防接種禍**
  京都府で，伝染病ジフテリアの予防接種を受けた68人が死亡。606人に発熱や嘔吐，注射部分が腫れてケロイド状の跡が残るなどの症状が見られた。島根県でも同月に16人が死亡，324人に同様の症状が出た。

- **1956年　ペニシリンショック**
  1956年，東京大学法学部の尾高朝雄部長が歯科医院で抜歯後に，抗生物質のペニシリンを注射されショック死した事件。

- **1961年　サリドマイド**
  鎮静・睡眠剤サリドマイド（日本では胃腸薬にも配合）は，当初副作用も少なく安全な薬と宣伝され発売された。その後，これを服用した妊婦から手足や耳に奇形をもった子どもが生まれた。被害児は，世界で数千人，日本で約1000人（認定309人）。日本では61年のレンツ博士（ドイツ）の警告にもかかわらず，販売を継続し，被害が倍増した。

- **1967年　ストマイ**
  抗結核薬ストレプトマイシンにより，難聴障害（ストマイ難聴）などが多発した。

- **1970年　種痘禍**
  天然痘の予防接種後に，脳炎を起こす被害が多発した。被害者の多くは乳幼児で，死亡ないし脳機能喪失の重篤な被害が生じた。

- **1970年　コラルジル**
  冠血管拡張剤（心臓の薬）コラルジルによって，肝臓障害および血液異常をきたす患者が多数発生（死亡者あり）した。被害者1000人以上。

- **1970年　スモン**
  1960年代から下肢のマヒや視力障害などの抹消神経障害が多発。1964年に症状の英

名の頭文字をとりスモン（SMON）と命名。70年に整腸剤キノホルムが原因とされるまでウイルスによる伝染病と疑われ多数の自殺者が出た。被害者約1万2000人。製薬企業は35年のバロス警告（アルゼンチン）を無視し，戦後整腸剤として大量販売した。

● 1973年　クロロキン

抗マラリア薬，抗炎症薬クロロキンによる視力障害（クロロキン網膜症）。被害者は1000人以上。

● 1973年　筋短縮症

幼児，小児への筋肉注射（大腿四頭筋，三角筋，臀筋）によってその部位が伸びなくなり，膝や肩，腰の関節が曲がらなくなる症状が相次いだ。被害者9000人以上。

● 1975年　三種混合（DPT）ワクチン禍

ジフテリア（D），百日咳（P），破傷風（T）の予防のための混合ワクチンの接種の副反応により，脳症などの被害が発生。

● 1975年　クロマイ

抗菌剤クロフラムフェニコールによる再生不良性貧血が7年以上にわたり発生。

● 1983年　薬害エイズ

米国買血由来加熱製剤を使用していた日本の血友病患者等約5000人がHIV（エイズウイルス）に感染し，感染者約1500人のうち583名が死亡した。生存被害者も重複感染したC型肺炎を抱え，厳しい闘病生活を余儀なくされている。国は，当時安全な国内血漿の利用や加熱製剤の早期導入を行わず被害を放置した。

「臨床研究法」成立

　臨床研究の不正防止を目指す臨床研究法が2017年（平成29年）4月7日の参院本会議で全会一致で可決，成立しました。製薬会社が大学などへ資金提供して行われる臨床研究について，大学側にデータの不正がないかなどの点検を求めると同時に，その妥当性を調べる第三者委員会を大学や病院内に新設することなどが主な柱となります。データの長期保管も求められます。

学んでおきたい
基本知識 **10**

地域包括ケアシステムにおける先進的な取組事例

📝 学ぶべき事項
1. 地域包括ケアシステムの概要(理念,各種施策・制度,背景等)
2. 地域包括ケアシステムにおける先進的な取組の現状

🏅 達成目標
1. 地域包括ケアシステム及び地域包括支援センターの役割を地域住民の目線でわかりやすく説明できる。
2. 地域包括ケアシステムにおける当該先進的な取組について,地域住民の目線でわかりやすく説明できる。

62　地域包括ケアシステムの概要

　2015年現在，75歳以上の高齢者（後期高齢者）は約1600万人で，団塊の世代が75歳以上になる2025年には2000万人以上になると予測されています。そのため厚生労働省は，2025年を目途に「高齢者ができる限り住み慣れた地域で，自分らしく最期まで暮らせる社会の実現」を目指し，地域の包括的な支援・サービスを提供する体制の構築を進めています。この体制を，「地域包括ケアシステム」と呼んでいます。

　地域包括ケアシステムの推進が，政策理念として最初に提起されたのは2003年（平成15年）のことです。その後，内容の検討が進められ，2012年（平成24年）に改正された「介護保険法」では，国および地方公共団体が，地域包括ケアシステムの推進を図る責務を担うこととなりました。

　地域包括ケアシステムは，「介護・リハビリテーション」，「医療・看護」，「保健・予防」，「福祉・政策支援」，「住まいと住まい方」という5つの分野で構成され，それぞれが独自に支援・サービスを行いつつ，お互いに協力して地域の人々のために貢献していくことを目指しています（図10-1）。ただし，その具体的な取り組みは，保険者である各市町村や都道府県が，地域の特性に応じて作り上げていくことが必要とされています（図10-2，10-3）。

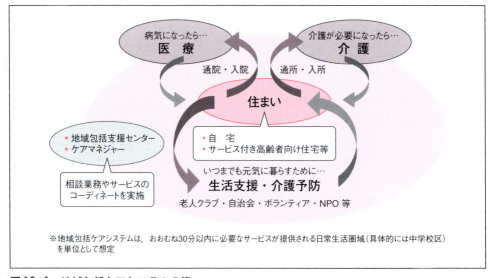

図10-1　地域包括ケアシステムの姿

【背景】在宅医療の推進が医療・介護従事者にも強く求められるなか，その1つの柱である緩和ケア・終末期医療を地域でどのように展開するかは大きな課題である。住み慣れた町で，慣れ親しんだ医療者によるケアを提供することは，今後の大きな柱となることが考えられる。一方，在宅における緩和ケアは，多職種協同で行われるため，患者や家族に対する意思の疎通に関して共通の概念や考え方が必要であり，その手法や現況には課題が多い。

地域の専門職種らが緩和ケアの知識を深める。

地域の中で顔が分かり，その人が分かる連携を深める。

地域と病院の間で切れ目が生じない緩和ケアを提供するために，地域と病院間の連携を深める。

図10-2 筆者が関わる浅草モデルの実現に向けて

"がん"患者と家族を支える浅草地域の介護医療スタッフ
〜顔の見える関係を築く〜

浅草かんわネットワーク研究会
緩和ケアの知識・技術の向上を図った勉強会

勝海舟記念下町浅草がん哲学外来
市民と共にその地域に根付き，実際の患者さんを支える活動

在宅DI研修会
様々な疾患に対応できる医薬品DI関連勉強会

女性の更年期健康講座
介護を支える家族・医療介護スタッフである女性の健康づくりを支える活動

渡會美立道場(ロコモ)

図10-3 浅草モデル：主な活動母体【浅草コンソーシアム】

column 地域包括ケア幸手モデル

　地域包括ケアシステム幸手モデルは，住民，専門職，そして行政など多様な主体が協働して個人の尊厳や生命，そして暮らしを守るための仕組みと考えています。これらは社会福祉領域で発展を遂げてきた生活モデルに基づいた仕組みであり，すべての住民が，生活的価値の実現を探求する「自立」の過程を地域の多様な主体が対話と共感を通じて相互に支え合えるように，地域資源の緩やかな連携からケアの個別化，そして既存の仕組みや制度の改変までの一連の過程を循環させることで，新たな社会形成や地域福祉の強化を目指しています。（中野智紀　メディカルアライアンス東埼玉総合病院　医師）

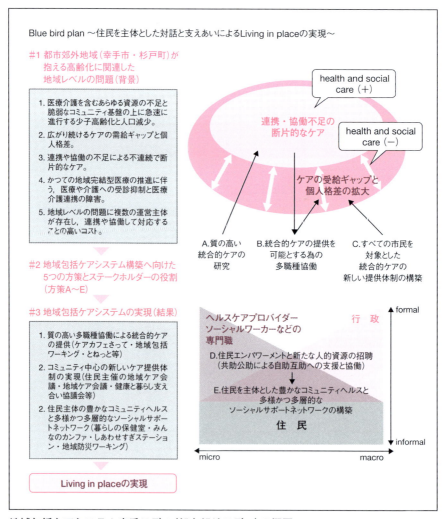

地域包括ケアシステム幸手モデル（都市郊外モデル）の概要

62 地域包括ケアシステムの概要

"手づくりの幸せ"という物語
菜のはな
在宅医療連携拠点

○在宅医療連携拠点"菜のはな"は、幸手市・北葛北部医師会からの委託により行われています。在宅医療連携拠点とは、地域包括ケアにおける医療側の扉であり、地域包括支援センターのカウンターパートナーです。在宅医療の推進と地域包括ケアシステム幸手モデルの普及を通じて、幸手市・杉戸町の高齢化問題に取り組みます。

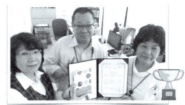

皆様の支援のお陰様で、地域包括ケアシステム幸手モデルは、第5回日本プライマリケア連合学会において、"地域ケアネットワーク優秀賞"を受賞することができました。これからも地域の未来を開拓して参ります。

暮らしの保健室

町内会やサロン、コミュニティカフェなど、人々が集う"暮らしの中"にある"保健室"です。

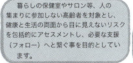
健康生活アセスメント調査

暮らしの保健室やサロン等、人の集まりに参加しない高齢者を対象とし、健康と生活の両面から目に見えないリスクを包括的にアセスメントし、必要な支援（フォロー）へと繋ぐ事を目的としています。

地域医療ICTネットワークシステム"とねっと"の利用促進の為に企画立案やアフターフォローを行っています。

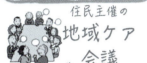
住民主催の地域ケア会議

健康と暮らしささえあい協議会

暮らしの保健室や健康生活アセスメント調査などで、"支援が必要（要フォロー）"と判断された方や、自治会や民生委員など住民が関わっている要フォロー者を、医師会や地域包括支援センター、行政と連携しながら、必要な支援へと繋ぐ為のコーディネートを行います。

三人寄れば文殊の知恵
みんなのカンファ 菜のはな

協議会を持たない暮らしの保健室で抽出された支援が必要な住民を、必要な支援へとコーディネートを行います。

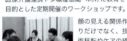
ケア♥カフェ さって

医療介護連携や多職種協働へ向けた教育を目的とした定期開催のワークショップです。顔の見える関係作りだけでなく、技術移転やケアの統合の為の学習や意見交換も行います。

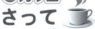
医師会医師の負担軽減
地域包括ケアの医療への扉

在宅医療の担い手となる北葛北部医師会の医師の負担軽減を行います。在宅医療のコーディネートや、複雑性の高い在宅患者への支援の提供を行います。

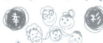
しあわせすぎ

地域で活躍するインフォーマルサービスの担い手たち"コミュニティデザイナー"を育成、そしてネットワーク化し、情報提供や技術移転など、後方から支援の為の事業を提供します。

在宅医療連携拠点
菜のはな facebook

63 地域で取り組む糖尿病性腎症重症化予防

　高齢化が進んだ埼玉県の秩父地域は，1人の方が多くの疾患（慢性疾患）や暮らしの問題を抱えています。疾病の重症化を予防し，暮らしを支えていくためには，本人，家族をはじめ多職種が連携し，地域総ぐるみで関わることが大切です。ここでは三次予防として，埼玉県皆野町で行った，保健師と医療機関が連携協働した糖尿病性腎症の重症化予防の取り組みをご紹介します。

STEP1：糖尿病性腎症重症化のハイリスク患者を抽出！～医療資源を有効活用～

　多くの糖尿病患者の中から腎機能評価を行い，どの患者に重症化予防の介入をするか決めることがポイントです。医療機関が作成した糖尿病患者のデータベース「疾病管理MAP」から2年以内に透析導入が避けられないと考えられる腎症3期以降のケースを抽出し，その中で院内指導だけでは効果が現れにくいケースに保健師が介入します。

STEP2：保健師と医療機関の連携が成功のカギ！～連携にはツールを活用～

　皆野町では，病院と保健師が情報共有するためのシートを作成しています。「病院から保健師への連携シート」には，病態や検査値，治療内容・栄養指導・療養指導内容などを記載し，「保健師から病院への連携シート」には，服薬コンプライアンスや治療内容への理解，患者さんと家族の関係，行動変容能力，病気の受け止め方や家庭内での生活の様子，どのように治療と向き合っているかなどの内容を記載します。

STEP3：多職種でカンファレンス～患者さんの治療を地域ぐるみで支援～

　保健師が家庭訪問することで，診察室の中だけではわからない生活を把握できます。また，「正しい病態に関する情報（治療方針・検査値・治療薬・院内指導の内容等）」は院内スタッフにとっては当たり前の情報ですが，保健師が訪問指導するうえでは，貴重な情報となります。お互いの情報を共有しながら，症例カンファレンスを実施することで，多職種がベクトルのそろった指導ができ，効果的な保健指導につながります。

　地域の歴史，食文化を含め「生活」をみる専門家である保健師と医療機関，患者さんがつながることで，重症化予防の効果はさらに上がると思われます。

64 糖尿病の療養指導

　糖尿病の療養指導にあたっては，各職種が専門性を活かした内容を担当します。なかでも服薬指導は，薬剤師が関わるべき最も重要な役割の1つです（**表10-1**）。特に新しく薬が始まったときや薬が変更になったときは，絶好の介入開始チャンスといえます。患者さんの理解度や服薬遵守度，副作用とその対処法の理解度，相互作用などについて十分に確認を行い定期的にフォローしていくことで，患者さんは安心して薬物治療を見方につけ，良好な血糖コントロールの維持とその先にある合併症の予防につなげることができると考えられます。

　治療薬開始に際しては，最初に医師から説明があると思います。そのときに納得して開始している場合や，なんとなく不安を抱きながら薬局にやってくる場合もあると考えられます。そのため，まずは「新しく始まるお薬についてどのように聞いていますか？」などの開かれた質問をして，その薬が開始されたことに対する患者さんの思いを聞いてみることをお勧めします。よく理解されている患者さんもいれば，「まわりに低血糖で倒れた人がいて恐怖を感じる」「1日3回飲むようにいわれたが，実は食事は2回しかとっていない」など様々な反応が返ってくるのではないでしょうか。たとえば前者では，低血糖対策について具体的なアドバイスをする，より低血糖リスクの少ない薬剤へ変更可能かどうか医師に確認をする，後者では，栄養指導で1日3回の食事をとるコツについてアドバイスをもらう，服用タイミングについて医師と協議するなど，医師が知りえぬ介入点が見えてくることもあるかと思います。情報共有や糖尿病連携手帳やお薬手帳などを活用してもよいでしょう。

　また，糖尿病薬の使用に際しては低血糖，シックデイ，飲み忘れ時の対処法についても伝えておくことが重要です。これもやはり「低血糖はどういう症状が出るか聞いていますか？　そのときどうすればよいと思いますか？」など理解度を確認できるような質問の仕方が望ましいと思います。過去の低血糖経験による恐怖感から，過度な捕食をしてしまったり，薬を躊躇してしまう例もありますので，低血糖経験の有無についても確認しておくとよいでしょう。

表10-1 糖尿病療養指導チームメンバーの役割分担(例)

療養指導項目	医師	看護師 准看護師	薬剤師	管理栄養士 栄養士
糖尿病の診断,治療方針の決定	●			
療養における自己管理の意義	○	○	○	○
療養上の課題／問題把握	●	●	○	○
食事療法の概要	○	○	○	○
栄養管理の意義	●	○		●
献立・調理の理論と実践	○			●
薬物治療の概要	○	○	○	○
薬剤の作用機序	●		●	
服薬指導	○	○	●	
自己注射指導	○	○	○	
糖尿病に関する検査の概要	○	○	○	○
検査の意義	●			
血糖自己測定	○	○	○	
運動療法の概要	○	○	○	○
運動の種類と効果	●			
運動の実践方法と評価	○			
療養指導の計画と立案	●	○	○	○
療養指導の実践と評価	○	●	○	○

○:一般的であるが患者教育として必要なもの, ●:特に専門知識を必要とするもの

(出典:糖尿病療養指導ガイドブック2015 メディカルレビュー社より一部抜粋)

column 血糖値が気になる人には大豆がおススメ

　最近，食後血糖の急激な上昇を防ぐ方法として野菜を先に摂る（ベジタブル・ファースト）食事法が浸透してきています。一方，大豆は畑の肉ともいわれ優れたタンパク源として有名ですが，同時に食後の血糖値を上げにくいとして今注目を浴びている食品です。食後血糖の上昇のしやすさを示す「グリセミック・インデックス（以下 GI）」が 55 未満の食品が「低 GI 食品」とされ，大豆は低 GI 食品に分類されています。血糖の急激な上昇は，脂肪の蓄積をおさえることに繋がり，満腹感も持続するので，ドカ食い防止にも役立ちます。たとえば，大塚製薬から発売されている SOYJOY（ソイジョイ）は生地に大豆粉のみを使用しており，摂取後の血糖値の上昇が低いことが確認されています。血糖値が気になる方や，肥満気味の方の間食などにお奨めです。通常サイズは1本 120〜140 kcal 程度ですが，80 kcal（1 単位）/本に調整されたソイジョイもあり，糖尿病患者さんにとっても，使いやすい製品です。

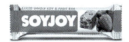

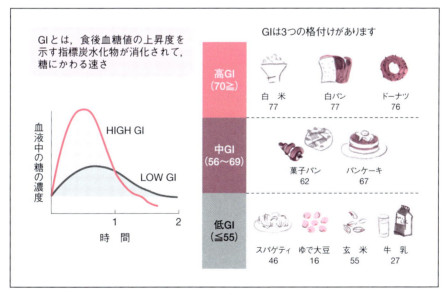

グリセミック・インデックス（GI）

65 日常生活自立支援事業と成年後見制度

「日常生活自立支援事業」は、社会福祉協議会（社協）が行う事業の1つです。2000年（平成12年）の介護保険制度の導入や社会福祉事業法等の改正により、「地域福祉権利擁護事業」として厚生労働省の管轄のもとで行われ、2007年（平成19年）度からは「日常生活自立支援事業」の名称で、補助事業となりました。認知症高齢者や知的障害者など、判断能力が十分でない人を対象に、契約に基づいて福祉サービスの利用援助、日常的な金銭管理、行政手続きの支援などを行います（図10-4）。

相談や申し込みは、社協のなかでも都道府県社会福祉協議会が主体となって行われ、一部を市区町村社会協議会などに委託して実施されています。

日常生活自立支援事業のなかでも、「行政手続きの支援」、「金銭管理」という部分は、成年後見制度と利用内容や目的が重複する部分があります。成年後見制度は、精神上の障害により財産管理が難しい人に対して、法務省の管轄のもと、本人や親族、検察官などが家庭裁判所に申し立てをして、財産管理を行う成年後見人等を選出する制度です。

両者の違いは、成年後見制度が財産管理や福祉施設の入退所契約など法律行為を全般的に援助するのに対して、日常生活自立支援事業は、福祉サービスの利用の申し込みや日常の金銭管理に限定されていることにあります。両者を併用して利用することも可能ですが、利用者や関係者は、その関係性をよく理解しておく必要があります（表10-2）。

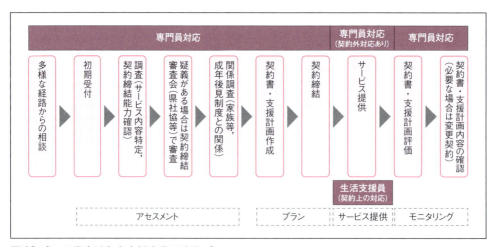

図10-4　日常生活自立支援事業の実施プロセス

（出典：厚生労働省 社会・援護局地域福祉課）

表10-2 日常生活自立支援事業と成年後見制度の概要

	日常生活自立支援事業	補助・補佐・成年後見制度（法定後見）
所管庁	厚生労働省	法務省
対象者 （認知症高齢者・ 知的障害者・ 精神障害者等）	精神上の理由により日常生活を営むのに支障がある者 （判断能力が一定程度あるが十分でないことにより自己の能力で様々なサービスを適切に利用することが困難な者）	精神上の障害により事理弁識する能力 　能力が不十分な者＝補助 　能力が著しく不十分な者＝保佐 　能力を欠く常況に在る者＝後見
担い手・機関	都道府県・指定都市社会福祉協議会 事業の一部委託先として基幹的社会福祉協議会等（法人） 法人の履行補助者として専門員，生活支援員	補助人・保佐人・成年後見人 （自然人として，親族，弁護士，司法書士，社会福祉士等及び法人）※複数可
手続	社会福祉協議会に相談・申込 （本人，関係者・機関，家族等） 本人と社会福祉協議会との契約	家庭裁判所に申立 （本人，配偶者，四親等以内の親族，検察官，市町村長（福祉関係の行政機関は整備法で規定）等） ※本人の同意：補助＝必要　保佐・後見＝不要 家庭裁判所による成年後見人等の選任
意思能力の確認・審査や鑑定・診断	「契約締結判定ガイドライン」により確認 困難な場合，契約締結審査会で審査	医師の鑑定書・診断書を家庭裁判所に提出
援助（保護）の方法・種類	〔方法〕 ○本人と社会福祉協議会による援助内容の決定 〔種類〕 ○福祉サービスの情報提供，助言など相談 ・援助による福祉サービスの利用契約手続き援助 ○日常的金銭管理 ・日常的金銭管理に伴う預貯金通帳の払出し等の代理，代行 ・福祉サービス利用料支払いの便宜の供与 ○書類等の預かり ・証書等の保管により，紛失を防ぎ，福祉サービスの円滑な利用を支える	〔方法〕 ○家庭裁判所による援助（保護）内容の決定 〔種類〕 ○財産管理・身上監護に関する法律行為 ・財産管理処分，遺産分割協議，介護保険サービス契約，身上監護等に関する法律行為 ・同意権・取消権 補助は家裁が定める「特定の法律行為」 保佐は民法第12条第1項各号所定の行為 成年後見は日常生活に関する行為以外の行為 ・代理権 補助・保佐は申立ての範囲内で家裁が定める 「特定の法律行為」 成年後見は，財産に関するすべての法律行為
費用	社会福祉事業として 契約締結までの費用は公費補助　契約後の援助は利用者負担	全て本人の財産から支弁 申し立ての手続費用，登記の手続費用 後見の事務に関する費用 成年後見人，監督人に対する報酬費用　等
費用の減免又は助成	生活保護利用者は公費補助 ※自治体独自で減免している場合あり	成年後見制度利用支援事業（地域支援事業のメニュー） リーガルサポート（司法書士会）による成年後見助成基金

66 学校給食と栄養教諭の役割

学校給食の意義

　学校給食法の第1条に，「児童生徒の心身の健全な発達に資するものであり，かつ食に関する正しい理解と適切な判断力を養う上で重要な役割を果たすものである」と示されており，健康の保持増進と食に関する教育効果も期待されています(図10-5)。

　具体的には，「健康の保持増進」「望ましい食習慣」「明るい社交性と共同の精神」「生命及び自然を尊重する精神」「環境の保全」「伝統的な文化への理解」「食料の生産，流通及び消費に関する正しい理解」「食に関わる人への理解と感謝」が挙げられています。

栄養管理

　文部科学省から「学校給食実施基準」により，各学校別，年齢別に基準が示されています。児童では，6～7歳，8～9歳，10～11歳の3基準，生徒(12～14歳)，高校の夜間課程，特別支援学校(幼児，生徒)に分かれています。

栄養教諭・学校栄養職員の業務内容

　学校給食に携わる栄養士は，栄養教諭または栄養職員です。学校栄養職員は管理栄養士・栄養士の資格を持ち，『給食管理』が本務で，学校における食に関する指導では，その一部を担う形で関わってきました。そこで，教育に関する資質も身につけて「食に関する指導」を主になって受け持ち，学校での食育の推進役となる「栄養教諭」という職が設けられました。

　栄養教諭の食に関する指導では，教職員だけでなく，家庭や地域との連携においてコーディネーターとしての役割も持ちます。また，肥満や食物アレルギーなど食に関して特別の配慮を必要とする児童生徒への個別的な指導も行います。

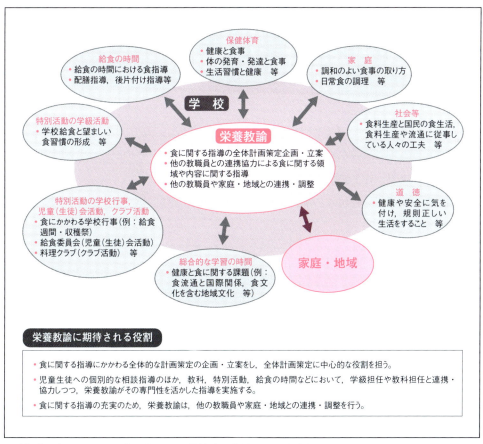

図10-5 食に関する指導の充実と栄養教諭に期待される役割

（出典：平成16年度文部科学白書）

67 在宅訪問管理栄養士，訪問栄養食事指導の制度

　患者さんが在宅で療養されている場合，食事の作り方についての助言や栄養管理をするための制度があり，在宅訪問管理栄養士が活動しています。

　訪問栄養食事指導の種類は2種あり，介護保険，医療保険に基づき，名称や対象者が異なります（表10-3）。

サービスを受ける対象や条件

　訪問栄養食事指導を受ける対象および条件は，介護保険と医療保険のいずれのサービスを利用するかで異なります。詳しくは表10-4および表10-5を参照してください。

在宅訪問管理栄養士とは

　在宅栄養食事指導は，病院や診療所に常勤又は非常勤で所属している管理栄養士であれば従事でき，保険算定されます。「在宅訪問管理栄養士」とは，日本在宅栄養管理学会で実施される一定の研修を受講したのち，認定試験を受験，実施症例レポートの審査を経て合格した者に認定された資格です。

表10-3 訪問栄養食事指導の種類

種　類	名　称	対象者
介護保険	居宅療養管理指導費	療養者が要支援・要介護認定を受けている場合
医療保険	在宅患者訪問栄養食事指導料	介護認定を受けていない場合

表10-4 介護保険の場合

実施機関	居宅療養管理指導事業所(病院，診療所など)
管理栄養士の所属等	居宅療養管理指導事業所に所属する常勤又は非常勤
栄養食事指導の指示	ケアマネジャーを始め，多職種共同で作成した栄養ケア計画に基づき，指示する
対　象	・通院又は通所が困難な利用者で，医師が特別食(＊1)を提供する必要を認めた場合 ・上記の利用者で，低栄養状態にあると医師が判断した場合 ・指導対象は，患者又は家族等
対象食	特別食(＊1) 経管栄養のための流動食 嚥下困難者のための流動食など

表10-5 医療保険の場合

実施機関	医療機関
管理栄養士の所属等	主治医と同一の医療機関に属する常勤又は非常勤
栄養食事指導の指示	病院での栄養指導と同様に医師の指示が必要
対　象	在宅で療養を行っている通院が困難な患者 居住系施設入居者等である通院が困難な患者 医師が特別食の提供を必要と認めた場合 がん患者 摂食機能もしくは嚥下機能が低下した患者 低栄養状態にある患者 指導対象は，患者又は家族等
対象食	特別食(＊1) 硬さなどに配慮した嚥下調整食

＊1　特別食
　厚生労働大臣が別に定める特別食は以下の通りである。
　腎臓病食，肝臓病食，糖尿病食，膵臓病食，脂質異常症食，痛風食，心臓疾患などに対する減塩食，特別な場合の検査食，十二指腸潰瘍に対する潰瘍食，消化管術後に対する潰瘍食，クローン病及び潰瘍性大腸炎などによる腸管機能の低下に対する低残さ食，高度肥満症に対する治療食(BMI30以上)，高血圧に対する減塩食(食塩6g/日未満)，てんかん食

68 歯科衛生士の仕事と役割

　「地域包括ケアシステム」の構築に向けて，中等度の要介護高齢者や認知症高齢者への対応として，たとえ摂食嚥下機能が低下しても自分の口から食べる楽しみを得られるよう，多職種による支援の充実を図るとされています。そのなかに歯科医師・歯科衛生士が含まれ，食べる楽しみの支援に関わっています。
　以下に，歯科衛生士としての役割を，大きく分けて3点挙げてみます。

1．口腔衛生管理
　施設や在宅において，介護者に対して
　①口の中の状態の説明
　②口腔衛生指導
　③技師清掃指導
　④食事時の姿勢・夜食環境の指導

2．口腔機能向上
　口腔機能の低下している方に対して
　⑤口腔機能の向上の必要性を説明
　⑥口腔清掃の自立支援
　⑦摂食嚥下機能などの向上の支援

3．居宅療養管理指導
　⑧訪問歯科診療時，治療後の利用者や家族に対し在宅療養上，口腔管理に対して必要な実施指導
　⑨口腔ケアプランの提示
　⑩多職種との連携

69 薬剤師に気づいて欲しい口腔ケアの課題
~地域で生き生きと暮らすために~

　薬は，病気になってから服用する，病気を治すために飲むということが一般の常識と考えられています。では，なぜこの病気になったのか，ずーっと同じ薬を飲んでいるのになぜ病気が治らないのか，薬を通じて患者さんと接する薬剤師の方々には，歯科の立場から以下のことを気に留めていただきたいと思います。薬局の窓口で以下のことに気がついたら，口腔に何らかの問題があるかもしれませんので，歯科の受診も勧めてください。

● 服薬指導のときに聞いてみよう！ ●

①薬を渡すとき，飲み込みにくい，引っかかる，あるいは飲む時の水でむせたりしないかを聞いてください(嚥下障害，唾液量の低下)。

②700種類以上の薬に口渇，口腔乾燥を引き起こす副作用があります。口が乾くという方には，口渇の副作用が少ないものを提案してください。

③痩せてきたと感じたら，食べる量が減ってきたかどうか体重を聞いてください(噛む力の低下，歯の喪失，合わない義歯)。

④ほとんど料理をしなくなった，買い物も億劫になってきた，肉や魚，野菜をあまり食べていないなど(筋力低下，免疫力低下，便秘)。

⑤口臭がする，話すときに口を隠す，歯や入れ歯に食べかすやプラークが付着している(歯周病，むし歯，口腔乾燥，セルフケアが不十分)。

⑥血糖値の数値がなかなか下がらない方(歯周病の方が多いといわれています)

⑦表情が乏しくなってきたと感じたら(口の筋力の低下，低栄養)

⑧舌苔(舌が白い)が付着している(口腔乾燥，舌運動機能低下，水分不足)

⑨ろれつが回らない，「いー」と言ってもらうと口角の引きに左右差がある，「あかんべー」をすると舌が右か左に流れるなど(脳梗塞の疑いの場合もあります)

歯科医を受診しているか確認しておきましょう！
目的をもった具体的な受診勧奨を！

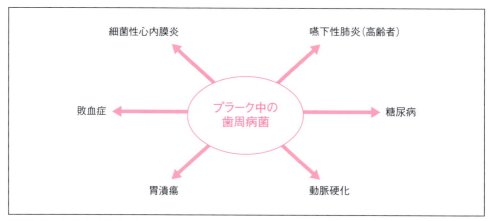

図10-6　歯周病が身体に及ぼす影響
(参考：命を狙う口の中のバイキン　東京歯科大学教授　奥田克爾〈一世出版〉)

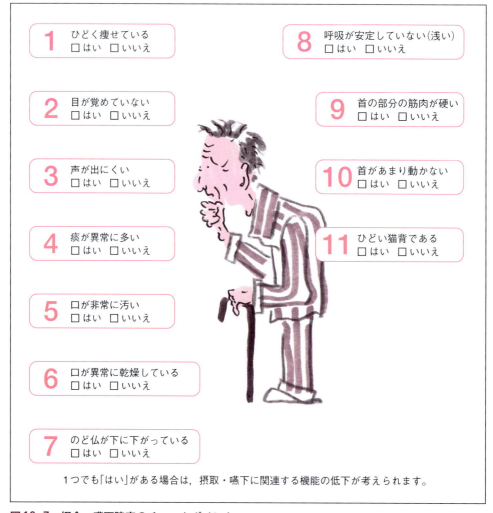

図10-7　摂食・嚥下障害のチェックポイント

70 訪問看護師の仕事と役割

訪問看護師とは

　訪問看護師は，在宅で，もしくは看護師のいない施設を訪問してケアを行う看護師です。看護師として看護が必要な人に対してケアを行うという点では，施設であろうと在宅であろうと同じで，特に訪問看護師になるための条件はありません。ただし，訪問看護は1人で訪問することがほとんどであるため，個人的な責任も求められます。知識・技術の向上のため日々研鑽が必要です。病院や施設での看護経験はあって損はありませんが，必須ではありません。個々の意識が高ければ，新卒の看護師が訪問看護師になることも可能です。

　1人で訪問することを考えれば，フィジカルアセスメントの能力が求められます。また，自分が見て判断したことをどのように報告するか，自分の判断が不安なとき，補助してもらうためにどのように他者(主治医，同僚，家族など)に伝えられるかというコミュニケーション能力も求められます。訪問看護では実に多くの人との関わりがあり，同じことを伝えるにも，それぞれの理解に合わせた伝え方が求められてきます。

　また，医療的アセスメントが不十分な職種との協働もあり，関係者が安心して在宅介護を続けられるように守ったり，指導したりする役割も求められます。

　訪問看護師の役割を担うための研修会も多く開催されているので，訪問看護の仕事をしながら学び続けることも十分可能です。

看護師の資格制度

　質の高い医療の提供を目的として，日本看護協会では資格認定制度を運営しています。専門看護師，認定看護師，認定看護管理者の3つの資格があり，認定された後は5年ごとの更新が必要となります。

- 専門看護師(11分野)：実践，相談，調整，倫理調整，教育，研究
- 認定看護師(21分野)：実践，指導，相談
- 認定看護管理者：管理者として優れた資質をもち，創造的に組織を発展させることが出来る

ちなみに，著者は緩和ケアの認定看護師資格をもつ訪問看護師です。緩和ケアというと「がんの末期」の方が対象というイメージが強いと思いますが，国のがん対策施策でも「早期からの緩和ケア」として，様々な治療段階に生ずる苦痛を取るために緩和ケアを受けていくことが勧められています。また，著者は病気と向き合わなければならないとき，どのような疾患であれ，苦痛は取ってほしいと願いますし，居心地のよいところで療養を受けたいと願います。その意味では，在宅で療養する方すべてが「緩和ケア」の対象と考えられます。

参考　看護者の倫理綱領　第1条〜15条　日本看護協会

第1〜6条　看護を提供する際に守られるべき価値・義務
　　1）善行の原則，自立尊重の原則
　　2）正義（公平）の原則に関連する義務
　　3）誠実（真実）の原則に関連
　　4）自立尊重の原則に反映
　　5）忠実の原則，守秘義務
　　6）生きがいの原則

第7〜11条　看護の責任を果たすために求められる努力（看護職の重要な義務）
　　7）自己の責任と能力を認識する
　　8）能力の維持・開発をする
　　9）他者（他職種）と協働する
　　10）看護職としての必須条件・基準を設定し実施する
　　11）研究　看護学の発展に寄与する

第12〜15条　土台としての個人的徳と組織的取り組み
　　12）自身の心身の健康保持・増進と職場環境の整備を行う
　　13）自身の品行を保つ
　　14）健康維持のための環境問題にも関心を示す
　　15）看護の質を高めるための制度確立に参画・貢献する

71 助産師の仕事と役割

　助産師は，お産を取り扱うことのできる看護師の名称です。看護師と助産師と2つの国家資格を持って，病院，助産院，保健センターなどで働いています。

　助産師の主な仕事は，妊婦さんが健康かつ快適に妊娠生活を送れるように援助すること，早産の危険性があるときや妊娠による体調不良があるときの治療・療養上の生活の援助，お産の援助，育児の援助です。母乳に関する援助も行っており，妊娠・出産・育児に関するエキスパートです。

　地域の助産師に相談したい場合には，各都道府県にある「助産師会」に問い合わせると，お近くの助産師を紹介してもらうことができます。助産師会のホームページから探すこともできます。

　そのほかにも，乳幼児，思春期から更年期・高齢期まで，あらゆる年代の女性の健康のために日々活動しています。気軽に相談するとよいでしょう。

- 日本助産師会ホームページ　http://www.midwife.or.jp

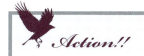

Action!!

　出産が近い妊婦の方へ助産師の仕事や助産院へのアクセス方法をお知らせしてみましょう！！

72 訪問におけるPT・OT・STの仕事と役割

　PT（Physical Therapist）とは理学療法士のことで，けがや病気などで身体に障害のある人や，身体機能が衰えた高齢者などに対して，座る，立つ，歩くなどの基本動作能力の回復や悪化の予防を支援します．支援のために，対象者の身体能力や生活環境を評価し，日常生活の自立を目指したプログラムを作成し，実践します．

　OT（Occupational Therapist）とは作業療法士のことで，けがや病気などで身体に障害のある人，統合失調症や認知症などで心に障害がある人などに対して，食事や着替え，入浴など，日常生活活動を行ううえで必要な機能回復を支援します．治療は，患者さんの趣味や嗜好を考慮しながら，手芸や園芸，遊びなどをとり入れ，機能回復とともに，精神面のサポートまで行います．

　ST（Speech Therapist）とは言語聴覚士のことで，生まれつきの障害や脳卒中などで話すことや聴くことに不自由がある人に対して，言語能力や聴覚能力を回復させるための検査・評価を行い，必要なリハビリテーションを行います．専門知識と技術を活かし，摂食・嚥下障害にも対応します．

　PT・OT・STはいずれも国家資格で，大学や専門の養成機関でカリキュラムを修了し，国家試験に合格する必要があります．

　在宅医療では，患者さんの身体や心の状態，環境などを考慮しながら，ケアマネジャーとPT，OT，STが密に連絡を取りながら支援を行います．具体的には，脳梗塞で右半身の障害と言語障害が残る患者さんの場合，まずはPT資格者が上下肢の機能と筋力回復のトレーニングを行いつつ，立ち上がりや歩行練習を実施します．その後，OT資格者が着替えから入浴動作を行うトレーニングを実施し，手すりなど必要な福祉器具を設置します．必要に応じて，家族に対しての介助指導や介護相談も行います．

関連ホームページ
- 公益社団法人　日本理学療法士協会　http://www.japanpt.or.jp/aboutpt/physicaltherapist/
- 一般社団法人　日本作業療法士協会　http://www.jaot.or.jp/ot_job
- 一般社団法人　日本言語聴覚士協会　https://www.jaslht.or.jp/whatst_g.html

73 介護・福祉の仕事と資格

介護支援専門員(ケアマネジャー)の仕事

　介護支援専門員(ケアマネジャー)は介護が必要な方の心身の状態に合わせて,各介護サービス計画(ケアプラン)を立案します。その後,介護サービスやサポートにつなげます。介護支援専門員(ケアマネジャー)実務研修受講試験に合格しなければなりません。試験に合格すれば,ケアマネジャーになるための「実務研修」を受ける資格を得ることができます。合格者は,後日行われる「介護支援専門員実務研修」を終了することでケアマネジャーとしての資格を取得できます。

　なお,2015年(平成27年)2月,受験資格が改定されています。

●介護支援専門員(ケアマネジャー)の受験資格
　①国家資格(法定資格)を持ち,実務経験5年以上,その業務に従事した日数(※)が900日以上
　②相談援助業務に従事し,実務経験5年以上,その業務に従事した日数(※)が900日以上
　③介護等業務に従事し,実務経験5年以上,その業務に従事した日数(※)が900日以上,または実務経験10年以上,その業務に従事した日数(※)が1800日以上
　　※従事した日数は,勤務形態(常勤・非常勤など)や勤務時間は問わない。

●主任介護支援専門員(主任ケアマネジャー)の役割
　主任ケアマネジャーは,試験を受けるわけではありません。常勤介護支援専門員として5年間の実績があり,自治体から推薦を受け,決められた時間数の講義を受け,レポートを提出すれば,主任ケアマネジャーとして登録されます。地域包括支援センターや居宅介護支援事業所に勤務し,地域の課題に気づいて改善を図る,活力ある地域を目指すための推進薬となります。

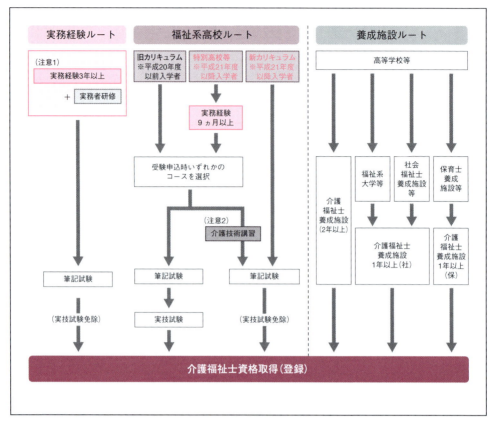

図10-8 介護福祉士参考資料（資格ルート図）

介護福祉士の仕事

介護福祉士は日常生活に支障がある方に対して、その方らしい生活を送れるように在宅や施設で支援し、かつ、ご家族や介護者を含む方々に対しても支援を行います。

● 介護福祉士の受験資格

介護福祉士国家試験を受験するためには、大きく2つの受験資格があります（図10-8）。
①実務経験3年以上
②福祉系の高等学校を卒業すること

社会福祉士の仕事

福祉系全般の相談を行います。地域包括支援センターや行政機関、施設等に社会福祉士が配置されています。権利擁護や成年後見人についても相談、支援を行います。

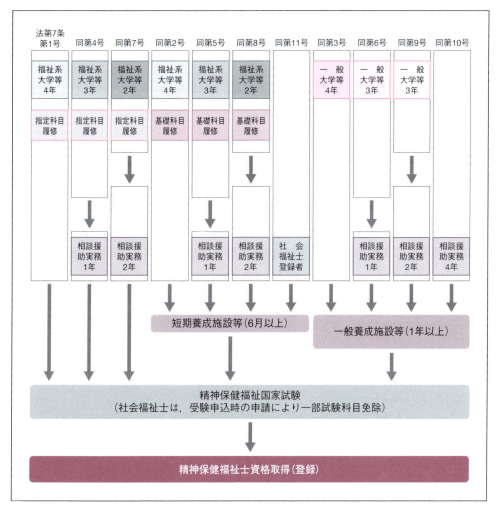

図10-9 社会福祉士参考資料（資格ルート図）

● 国家資格社会福祉士の受験資格

社会福祉士国家試験を受験するためには，大きく4つの受験資格があります。試験は19科目の筆記試験のみです（図10-9）。
① 4年制大学で指定科目を修めて卒業した方
② 2年制（又は3年制）短期大学等で指定科目を修めて卒業し，指定施設において2年以上（又は1年以上）相談援助の業務に従事した方
③ 社会福祉士短期養成施設（6月以上）を卒業（修了）した方
④ 社会福祉士一般養成施設（1年以上）を卒業（修了）した方

訪問介護員（ホームヘルパー）の仕事

　訪問介護員（ホームヘルパー）とは，一般的に，サービスを利用されている方のご自宅を訪問し，食事，排泄，入浴などの介助（身体介護・生活援助）を通じ，利用者の生活を支えるサービスを提供するという仕事に就く方々を指します。

●訪問介護員（ホームヘルパー）としての資格
　①介護福祉士（国家資格）
　②介護職員初任者研修修了
　③実務者研修終了
　④訪問介護員（ホームヘルパー）養成研修1級課程・2級課程修了（2013年（平成25年）3月で研修終了）
　⑤介護職員基礎研修修了（2013年（平成25年）3月で研修終了）

74 社会福祉協議会の役割

　社会福祉協議会（社協）は，1951年（昭和26年）に制定された「社会福祉事業法」（現在名は「社会福祉法」）に基づき，全国・都道府県・区市町村にそれぞれ組織された民間団体です。全国に約2000の組織があり，住民，ボランティア団体，民生・児童委員や関連機関が参加・協力して，「福祉のまちづくり」を目指した様々な活動を行っています。

　1983年（昭和58年）に，社会福祉事業法で「市町村社会福祉協議会」が法制化されて以降は組織の法人化が進み，現在はほぼ100％が法人として活動しています。2000年（平成12年）の社会福祉法改正では，社協の目的が「地域福祉の推進」にあり，市町村社会福祉協議会が基礎単位であることが，明記されました。

　現在の活動内容は，ボランティア活動に関する支援や普及活動，民生・児童委員や近隣住民などによる地域の見守りネットワークづくり，地域活動計画の策定，介護保険サービスによる生活の支援，母子家庭組織への支援，共同募金への協力など多岐にわたっています。そのうち，ボランティア活動の振興や民生委員活動の充実，日常生活自立支援事業など活動の一部は，国の補助を受けて行われています。

台東区社会福祉協議会の取り組み例

1．地域福祉コーディネーター

　福祉課題を抱えている方が地域で孤立しないように，①気づく（積極的に地域へ訪問する），②つなぐ（地域住民や関係者と話し合い，協力する），③つくる（解決に向けた仕組みについて一緒に考える）などの活動を行っています。

2．はつらつサービス

　台東区内に居住する65歳以上の高齢者や障がいのある方が，住みなれた街でいつまでも安心して暮らせるように地域での自主生活を支える事業です（図10-10）。

3．あんしん台東

　地域福祉権利擁護事業，成年後見制度，その他，福祉サービスの利用や日常金銭管理の支援を行っています。

4. 台東区ファミリー・サポート・センター

一時的に育児の手助けが必要な方に向けて，依頼に応じて手助けができる人を紹介し，一般預かりやお泊りサポート，子育て家庭家事援助利用券の交付など，子育て家庭の支援を行っています。

5. 生活支援室

所得・住所など，要件を満たす方を対象として，日常生活や教育の支援を目的とした福祉資金の相談・貸付などを行っています。

6. 台東ボランティア・地域活動サポートセンター

ボランティア活動の育成と支援，地域で活動する団体へのサポート，日常生活のサポート（ふれあいサロンの支援，案内，車いすの貸出し，福祉車両の貸出しなど），災害への取り組みなどの取り組みを行っています。

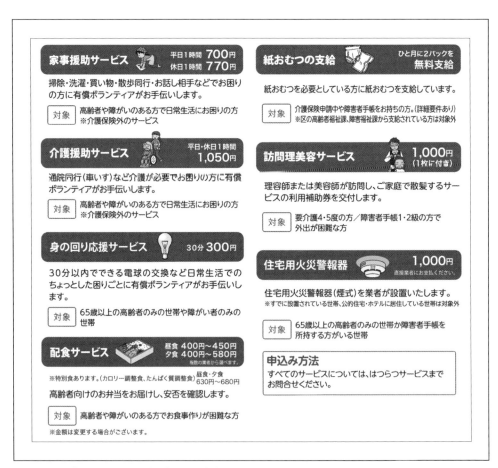

図10-10　「はつらつサービス」の事業内容

学んでおきたい
基本知識 11

コミュニケーション力の向上

✏️ 学ぶべき事項
1. 来局者への応対，相談対応等の接遇

🎖 達成目標
1. 薬や健康に関する気軽で安心できる相談相手として，相談者の気持ちを配慮した対応を行い薬局利用者や地域住民，他職種の人々と良好な信頼関係を築くため，専門職として適切なコミュニケーションがとれる。

75 「満たされた状態（健康）」へ近づける
～薬局を究極の意思決定支援の場として大いに活用しましょう～

🕊 「健康」は自らが決めるもの

　WHOの「健康」の意味・定義（**図11-1上**）を改めて見ると，誰しもが求める究極の幸福に思えます。健康には精神的や社会的な充足も必要ですが，医療従事者は病気でないことや弱っていないということに焦点を当て，そこだけに対処していることが多いと改めて気づかされます。この精神的・社会的な「関わり方」を，どれほどあなたは意識し実践できていますか。

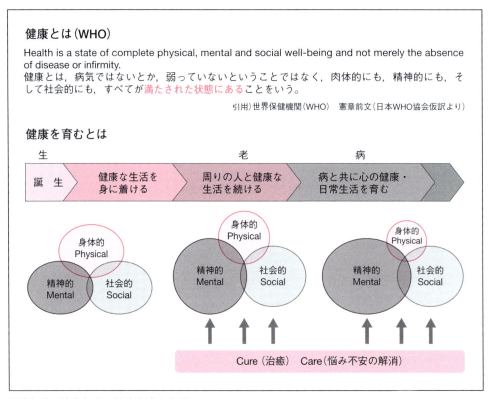

図11-1　健康とは，健康を育むとは

精神的・社会的支援の割合が増える「人生の最終段階の医療・介護・薬」

老いや死は，ある程度は医療で引き延ばすことができても，避けられるものではありません。そのプロセスに「病」や「弱っていく自分」を受け止める時期が来ます。いずれ迎える人生の最終段階における意思決定は，「身体的」健康が保たれているときから，生は限りがあり，自ら決める場面があるということ，意思を知ってもらう必要性を年齢や性別を問わずに提供できる社会が望ましいと思います。そして「人生最終段階」の場面では，現状を知り，受け止め，認め，その人「生」を支援する精神的・社会的支援の割合が高まります（図11-1下）。薬局や薬剤師の活躍の場面は，薬にとどまらず「その人本人の意思に基づき，生を支え，見守る」こと。それは，健康で生きる手助け「健康サポート」です。

薬剤師はよく「聴く」相手　薬はよく「効く」約束事

「健康サポート」とは，何をすればよいのでしょうか？　薬剤師が「自分の健康状態を知り，健康に問題があれば相談にのり，不安を解消し自分の健康に対する行動や気持ちを後

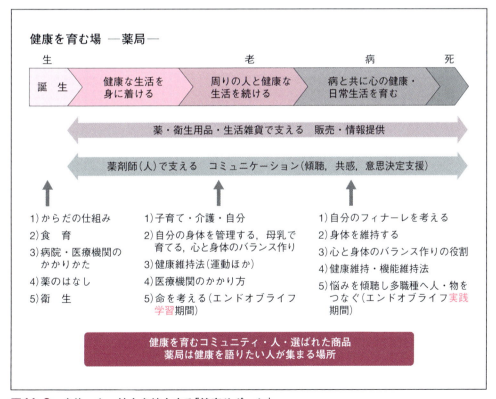

図11-2　身体・心・社会を統合する「健康サポート」

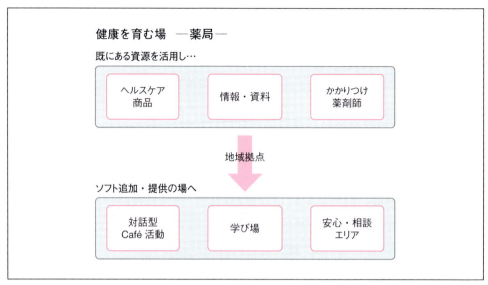

図11-3 健康を育む場 「薬局」ができる可能性

押ししてくれる人」になればよいのです。これは「よく聴き，認め，共感し，次の一歩を支援する」ことに凝縮されます。「薬」は，身体的な改善のほか，心理的側面では，医師や従事者たちとの約束事であり，いつもそばにあって常に健康を支える「つなぐ道具」です。薬局はあらゆる年齢の方々と接することができ，薬剤師は「健康」に寄り添う人として，薬だけによらない「全人的」「ナラティブ（物語）」な役割が今求められています（**図11-2**，**11-3**）。

column　コミュニケーションの形：「聞き書き」とは

　金沢大学名誉教授の天野良平氏が情熱を注ぎ伝承している「聞き書き」は，薬局の薬剤師が地域に根付いているからこそできる1つの文化コミュニケーションです。

　「お年寄りの話を聞き，その話をその人の喋り言葉で書き，1冊の本にして差し上げる（残す）」活動です。誰にも「とっておきの話」がある。それぞれの境遇と様々な体験のなかで，その人だけの生きた知恵があり，工夫があり，知識や経験となっている。お年寄りが，人生を振り返り，嬉しかったことや頑張ったことを思い出し，語ることで，自分のしてきたことの意義を見出し，そして「まだやることがある」と気づいていきます。聞き手は，聞くことで先人たちの教えに学び，その人を深く理解していきます。この活動が地域に広がって，そこに生きた人々の物語が聞き書き本になって残ってほしい，地域の人に読まれてほしい。そんな光景が，地域のどこにもあってほしい。地域の文化が豊かになっていくと思います。

　街の薬局の店先で話し込む，おじいちゃんおばあちゃんの姿が目に浮かぶ。

天野良平氏の略歴

　昭和24年岐阜県郡上市生まれ。金沢大学理学部卒業，同大学院修了。さらに一時，東北大学大学院に学ぶ。昭和52年より金沢大学医療技術短期大学部（前身）で教鞭をとり，平成8年金沢大学医学部保健学科教授になる。一貫として金沢大学の教壇に立ち続け「人を育てることが第一」と説く。平成27年3月定年退職，金沢大学名誉教授となる。平成21年頃より聞き書き活動を始め，平成24年8月に聞き書き学校講師となる。現在，聞き書き活動の普及に情熱を注ぐ。

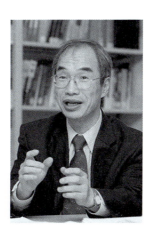

76 かかりつけ薬剤師制度
～純度の高い専門性と社会的包容力～

　2016年（平成28年）4月より，薬局に求められる姿としての「かかりつけ薬剤師」制度，さらにバージョンの高い「健康サポート薬局」の仕組みがスタートしました。「かかりつけ薬剤師」や「健康サポート薬局」でも，薬剤師の地域貢献活動が評価されることになります。言い換えると，「かかりつけ薬剤師」制度によって，本当の意味での「純度の高い専門性と社会的包容力」が問われることとなるのです。

　地域の人から期待され，信頼されるかかりつけ薬剤師を目指しましょう。

かかりつけ薬局・かかりつけ薬剤師としての基本的機能を備えていること
（患者情報の一元管理，24時間対応・在宅対応，医療機関の3点）

- OTC薬に関する助言
- 健康相談の応需
- 専門職種や関係機関への紹介

適切に実施できる ← 以下のような研修を修了した薬剤師が常駐する

- OTC薬に関する知識と適切な情報提供のあり方
- 健康食品に関する知識と適切な情報提供のあり方
- 相談者とのコミュニケーションの取り方
- 地域包括ケアの考え方や他職種・関係機関の役割や活動について

薬局：箱
- 個人情報に配慮した相談スペースを確保している
- 平日に一定時間以上連続して開局していること，土日も開局
- OTC薬を一定数以上取り扱っていること
- 健康づくり支援薬局（仮称）であることや，具体的な支援内容を市民に分かるよう表示していること
- 薬剤師以外の多職種や関係機関（医療機関，行政機関など）と連携し顔の見える関係を構築していること

薬剤師：人材
- 健康相談の内容やOTC薬の服用歴を記録していること

図11-4　「健康サポート薬局」と「かかりつけ薬剤師・薬局」

column 薬剤師のためのとっさの一言英会話

(1) これだけは覚えておきたい一言

① どうなさいましたか	What brings you here?
② どんな症状がありますか	What symptoms do you have?
③ それはいつごろからですか	When did it start bothering you?
④ このお薬を飲むといいですよ	You should take this medicine.
⑤ お大事にどうぞ	Please take care.

(2) 症状を聞きたいときの一言

○○はありますか？　Do you have ○○？
○○の部分に下記の具体的な症状をあらわす言葉を入れるだけです。

- 熱　　　　a fever
- 鼻水　　　a runny nose
- 鼻づまり　a stuffy nose
- せき　　　a cough
- のどの痛み　a sore throat
- 頭痛　　　a headache
- 腰の痛み　lower back pain
- 下痢　　　diarrhea

(3) 処方薬をお渡しするときの一言

① 今日は2種類お薬がでています　　You have two kinds of medicines today.
② これは前回と同じお薬です　　This one is the same medicine as the last time.
③ 1回1錠(カプセル，包)，1日3回，毎食後(前)にお飲みください
　Please take one tablet (capsule, packet) at a time, three times a day, after (before) each meal.

　コミュニケーションは言葉だけで行うものではありません。表情やジェスチャーも大切なコミュニケーションツールです。文法や発音を気にしすぎないで，相手の目を見て，表情やジェスチャーも使って，大きな声で話してみましょう。

学んでおきたい
基本知識 12

付　録
各種相談対応に
必要な知識

77 難病の相談

難病の相談窓口

難病情報センターのウェブサイトに，都道府県ごとの難病相談支援センターのリストが掲載されています。

- http://www.nanbyou.or.jp/entry/1361

特定疾病

65歳未満でも介護保険が適応される「特定疾患（16疾患）」のリストが厚生労働省のウェブサイトに掲載されています。

- http://www.mhlw.go.jp/topics/kaigo/nintei/gaiyo3.html

1. がん【がん末期】※（医師が一般に認められている医学的知見に基づき回復の見込みがない状態に至ったと判断したものに限る。）
2. 関節リウマチ※
3. 筋萎縮性側索硬化症 ➡ 難病
4. 後縦靱帯骨化症 ➡ 難病
5. 骨折を伴う骨粗鬆症
6. 初老期における認知症
7. 進行性核上性麻痺，大脳皮質基底核変性症及びパーキンソン病※【パーキンソン病関連疾患】 ➡ 3疾患とも難病
8. 脊髄小脳変性症 ➡ 難病
9. 脊柱管狭窄症 ➡ 「広範脊柱管狭窄症」として難病
10. 早老症 ➡ 「早老症」としては指定されていませんが，早老症候群である「ウェルナー症候群」は指定されています。
11. 多系統萎縮症※ ➡ 難病
12. 糖尿病性神経障害，糖尿病性腎症及び糖尿病性網膜症
13. 脳血管疾患
14. 閉塞性動脈硬化症

15. 慢性閉塞性肺疾患
16. 両側の膝関節又は股関節に著しい変形を伴う変形性関節症

（※印は2006年（平成18年）4月に追加，見直しがなされたもの）

それ以外の場合の公的サービス

「多発性硬化症サポートナビ」には生活保護も含めたサポート体制が記載されています。
- http://www.ms-supportnavi.com/csw/csw01.html

　一般的には，障害者手帳を取得できるぐらいの状態であれば，「身体障害者福祉法」の医療費助成・福祉サービスが受けられます。障害者手帳が取れない場合でも，「障害者総合支援法」の介護給付サービス，就労試験などが受けられます。

column　様々な相談応需〜喘息患者へのお役立ち情報〜

　エパレクは，喘息，COPDなどの呼吸器疾患患者さんを中心に治療するときに必要な知識を学習する場を提供しています。病態理解，環境改善や薬物治療理解など，実践に役立つように様々な立場のボランティアが活動しています。下記の活動以外に，調査研究，禁煙キャンペーン，行政に対する働きかけなども行っています。

主な活動

- 市民公開講座：毎年1月，8月に一般市民を対象とした講演会を行っています。
- 学習会：原則，毎月（1月，8月を除く）第2土曜日に開催。薬剤師などによる講演会に続き，グループ学習では，熟練患者も指導員として活躍します。
- 熟練患者（EP）の認定：主治医の推薦，学習会参加などの要件を満たすと熟練患者認定試験を受けることができます。
- 喘息検定：自分がどの程度，喘息を理解しているかを確認するための試験です。
- エパレク通信：会員に対し，毎月，幅広い情報提供を行う目的で発行しています。

概　要

特定非営利活動法人 環境汚染等から呼吸器病患者を守る会（エパレク）
電話　03-6272-9413／FAX　03-6272-9414
ホームページ　http://www.eparec.org／e-mail　info@eparec.org
Facebook　https://ja-jp.facebook.com/eparec/

78 月経・妊娠・出産・授乳・避妊など

母子健康手帳

　母子健康手帳は，妊娠の診断がなされ，お住まいの市町村に妊娠届を提出すると交付されます。お母さんの妊娠から出産，お子さんが小学校に入学するまでの間の母子の一貫した健康記録です。また，妊娠中から育児期に必要な情報が凝縮されており，お母さんが自分と子どもの健康管理を行うためのとても貴重な手帳です。妊娠期は，お母さんの妊娠経過などが書かれていますので，万が一に備え，常に携帯して出かけると安心です。妊婦健診や健康相談，乳幼児健診，予防接種，その他，赤ちゃんが病気で受診するときなどは必ず持参しましょう。

　手帳の内容は厚生労働省により定められていますが，各市町村が任意で作成する部分もあります。表紙やデザインは市区町村によって違い，バラエティに富んでいます。双子の場合は，それぞれの子どもに1冊ずつ交付されます。日本在住の外国人の方のために，英語やハングル語など，合計6ヵ国語が併記された母子健康手帳もあります。

母乳について ―母乳と人工乳の違い―

　母乳は，出産後に赤ちゃんにおっぱいを吸われることによって分泌してきます。そのため，赤ちゃんが産まれてから最初の3～5日間はあまり乳汁分泌が見られないことがあります。母乳が分泌していないのに赤ちゃんにおっぱいを吸ってもらわないといけないため，最初は「うまくいかないなぁ」と思うことがあります。お母さん方が母乳を続けられるように，助産師をはじめ，多職種で母乳育児を援助しています。

　母乳育児が母親にもたらすメリットには，出産後の出血量を減らす，妊娠中に増えた体重を減らす，骨粗しょう症を予防する，糖尿病のリスクを低下させることなどがあります。また，赤ちゃんにもたらすメリットとして，免疫反応を高めることや，疾患および生活習慣病を予防できることなどがあります。

　赤ちゃんに母乳を飲ませられないときには，人工乳を使用します。人工乳には赤ちゃんの免疫反応を高める効果はありませんが，母乳には含まれないビタミンが入っている，赤ちゃんに必要な栄養を適正に与える，母親以外でも授乳できるなどのメリットがあり

ます。母乳にするか人工乳にするかは，産まれてきた赤ちゃんの状態にもよりますので，出産した病院または助産院などでよく相談してください。

基礎体温計，妊娠チェッカー，排卵チェッカー，月経記録

●基礎体温計

女性は，1月経サイクルのなかで，体温が高温の期間と低温の期間とがあります。排卵し，子宮内膜が受精卵を着床できるように育っている間は，高温期です。この期間は14日±2日間くらいです。子宮内膜がはがれ出血が起こることを月経といいます。月経が始まると体温が下がり，低温期になります。低温期は，次に排卵が起こるまで継続します。13日～24日間と，低温期には個人差があります。

この体温は微細な変化であるため，専用の「婦人体温計」を使用し，朝目覚めて，布団から出る前に測定する必要があります。計測したら，そのままパソコンやアプリなどのデータを転送してくれる体温計もあります。朝起きてすぐに計測するのが大変な場合は，夜ショーツに付けて寝るだけで体温を測ってくれる「Ran's Night」というものもあります。

●妊娠チェッカー(妊娠検査薬)，排卵チェッカー(排卵検査薬)

「妊娠している」「排卵している」というのが病院に行かないとわからないというのは不便ですね。確定診断ではありませんが，高い確率で妊娠，排卵を自分で確認できるものが「妊娠チェッカー」「排卵チェッカー」です。

妊娠チェッカーは，妊娠すると分泌されるhCGというホルモンに反応します。市販の妊娠チェッカーは尿中のhCG値が50mIU/mL以上の場合に陽性反応が出るものが一般的です。妊娠チェッカーに自分の尿をかけて，約1分程度待ちます。妊娠していたら＋という文字が見えてきます。妊娠検査薬は，妊娠すると分泌される「hCG」というホルモンに反応する仕組みとなっています。月経が来る予定の日から1週間ほど経過したら使用することができます。1000円から2000円で購入することができます。

排卵チェッカーは，排卵に必要な黄体形成ホルモン(LHホルモン)の濃度を検査します。LHホルモンは常に体内に存在していますが，排卵の直前に最も濃度が高くなります。LH濃度の上昇が始まってから36時間以内に排卵が起こるという身体の仕組みを利用して，排卵日を予測するものです。排卵チェッカーは濃い状態のLHホルモンを尿中から検知して，陽性反応を出します。排卵前の「LHサージ」に反応しますので，排卵が起こる前から数日間使って予測します。したがって，排卵チェッカーをより効果的に使うためには，何周期か基礎体温をつけ，その基礎体温の変化から自分の排卵を予測しやすくしておくことが必要です。7回分が3000円前後で購入できます。

● 月経記録

　基礎体温を測るにはある程度の労力が必要ですので，目的がないと継続することは難しいかもしれません。そこでお勧めなのが，月経記録をつけることです。月経の始まった日，終わった日，おなかが痛かった，月経血量など，月経そのものに関する記録。体調が良かった，悪かった，イライラしたなど，月経に伴うと考えられる心身の変化の記録。どんなことでも構いませんので，自分の手帳に記録を付けてみてください。月経を中心として，自分の心身の変化が見えてきます。これを続けると健康管理，仕事や旅行などのスケジュールも組みやすくなります。

　専用の手帳もあります。記録を付けることを習慣にして，自分の身体を自分で管理してみませんか。まずは月経の始まった日，終わった日から記録していきましょう。

column　着けて，眠るだけ。だから続けられる♪

衣服内温度計　Ran's Night Self（ランズナイトセルフ）

　女性の皆さんは，基礎体温を計測したことがありますか？　基礎体温を計測し，自分の「からだリズム」を把握することは女性にとってとても大切です。毎朝同じ時間に起きて計測しなければならず，なかなか続けられないですよね？　そんな方にお勧めしたいのが，毎朝起きて計測する必要がない「衣服内温度計 Ran's Night Self」です。

　就寝前にパジャマのウエストに着けて，眠るだけです。就寝中6時間にわたって計測してくれます。基礎体温は，長期間継続して計測することが大切です。楽に続けられる Ran's Night Self は産婦人科でも基礎体温計測のために活用されており，すでに2万人以上の方が愛用しています。

　ぜひ皆さんも，Ran's Night Self でご自身のからだリズムを確認してみてください。（※本品は医療機器ではないため，婦人体温計ではありません。）

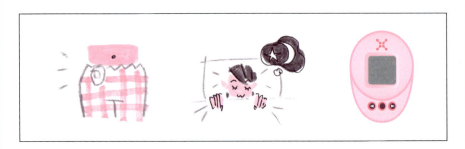

column
まるのうち保健室等で一世風靡している "一般社団法人 Luvtelli 東京 & NewYork"

　予防医療コンサルタントの細川モモが代表を務める，母子健康向上を目的として研究・啓発を行う，医師・管理栄養士・研究員等からなる非営利組織。低出生体重児や女性の痩せ問題に取り組むため，官公庁や企業，大学とともに様々な活動を実施。
　http://www.luvtelli.com で検索（働き女子の生活習慣に関するレビューも行っています）。

- **妊娠・産褥期・産後に役立つサイト**
  - 日本産科婦人科学会　お医者さんがつくった妊娠・出産の情報サイト
    https://akasugu.fcart.jp/babyplus/
  - 社団法人日本助産師会　一般の方へ
    http://www.midwife.or.jp/general/home_general.html
  - 社団法人日本小児科学会　一般の皆様へ
    https://www.jpeds.or.jp/modules/general/index.php?content_id=1
  - NHK　すくコム　http://www.sukusuku.com/
  - 母性健康管理サイト　妊娠・出産をサポートする女性に優しい職場づくりナビ
    http://www.bosei-navi.go.jp/
- **紙オムツ**
  - ユニチャーム　赤ちゃんのおむつ・おしり研究所
    http://www.unicharm.co.jp/moony/ikuji/index.html
  - 花王メリーズ　http://www.kao.co.jp/merries/
  - パンパース　http://www.jp.pampers.com/product
- **粉ミルクや育児に関するサイト**
  粉ミルクの作り方について確認することが大切です。
  - 明治乳業　ほほえみクラブ　　http://www.meiji.co.jp/baby/club/
  - 和光堂　わこちゃんカフェ　　http://community.wakodo.co.jp/community/
  - 森永乳業　はぐくみ　　　　　http://www.hagukumi.ne.jp/
  - 雪印ビーンスターク株式会社　http://www.beanstalksnow.co.jp/
  - アイクレオ（グリコ）　　　　http://www.icreo.co.jp/index.html
  - 妊娠から出産・育児のサポート情報サイト　ベビカム
    http://www.babycome.ne.jp/
- **健やか親子21公式ホームページ**
  - 一般の方向け　http://sukoyaka21.jp/general.html

column 妊娠と薬〜授乳と薬に関連した知識〜

①妊娠と薬情報センター

　妊娠中に服用した薬の胎児への影響についての十分な情報がないために,「服薬中に予期せず妊娠し,妊娠継続について悩む」,「慢性疾患を持つ女性が妊娠を考える際に服薬が障壁になる場合がある」などの問題が生じています。このような状況を打開するために,2005年(平成17年)に厚生労働省の事業として,「妊娠と薬情報センター」が国立成育医療研究センター内に開設されました。

　妊娠と薬情報センターは,カナダのトロントにあるマザーリスクをはじめ,世界中の Teratology information service と提携しています。妊娠・授乳中の薬に関する相談に対し,国内外のエビデンスから得られる最新の情報を,専門医師・薬剤師がまとめてわかりやすく説明します。同センターで抗甲状腺薬の胎児に対する影響を調査した POEM study は,世界に大きなインパクトを与えました。また,妊娠中に使用した抗リウマチ薬の登録調査は現在も進行中です。

　相談者がより利用しやすい環境作りにも努めています。2011年(平成23年)からは電話による授乳相談も開始し,授乳中の薬剤使用に関するものは,その場で専門の医師・薬剤師が相談に応じています。拠点病院も徐々に増え,2015年(平成27年)には全国各都道府県に広がったため,対面式の相談外来がより受診しやすくなりました。

- https://www.ncchd.go.jp/kusuri/

②プレコンセプションケアセンター

　近年,慢性疾患合併妊娠や小児期から病気を持っている方の妊娠・出産が増加しています。病気のコントロールをしながらより良い妊娠転帰を得るためには,周産期に特別な管理が必要となる場合が多く,妊娠前管理「プレコンセプションケア」は特に重要です。このような状況に対応するため,国立成育医療研究センター内に「プレコンセプションケアセンター」がオープンしました。同センターでは,成育医療研究センターの各専門科医師が将来の妊娠に対する様々な疑問に答える「プレコンセプション相談外来」と,病気の有無にかかわらず,すべての女性が妊娠前にしておくべき「プレコンセプション・チェックプラン(検診とカウンセリング)」を提供しています。

- https://www.ncchd.go.jp/hospital/about/section/preconception/index.html

79 女性の更年期（ゆらぎの時期）
〜40代からの心と身体の変化について知る〜

　更年期に現れる多種多様な症状のなかで，器質的変化に起因しない症状を更年期症状と呼び，これらの症状のなかで日常に支障を来す病態が更年期障害と定義されています。

　更年期症状，更年期障害の主な原因は卵巣機能の低下であり，これに加齢に伴う身体的変化，精神・心理的な要因，社会文化的な現場因子などが複合的に影響することにより症状が発現すると考えられます（日本産科婦人科学会編「産科婦人科用語集用語解説集　金原出版より引用一部変更）（図12-1）。「日常に支障を来すという意味合い」には，医学・薬学的観点だけでは表せない生活背景が存在することを念頭におく必要があります。

　性格やワークライフバランスに対する考え方や価値観も影響します。「辛い」という意味合いのなかに，たとえば，図12-2のような訴えも多く存在することを認識しておく必要があります。

- 一般社団法人日本女性医学学会　URL：http://www.jmwh.jp/
　女性のヘルスケア専門医・認定薬剤師が確認できます。

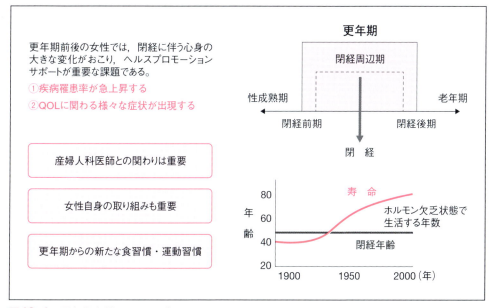

図12-1　更年期女性のヘルスプロモーション

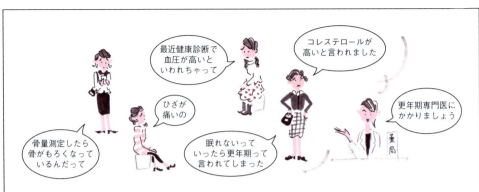

図12-2 更年期女性の様々な訴え

●女性の健康支援ができる薬剤師を養成する教育講座 OATHAS（オーザス）

　NPO法人HAPが製薬企業とコラボして健康サポート支援を目指す，薬剤師向けの研修プログラムが2017年4月より始まりました。このプログラムは，健康サポートに興味がある，健康や食品についてのカウンセリングができるようになりたい，健康サポート薬局を目指したいといった薬剤師を対象に，女性の健康をサポートできる人材育成を目指しています。1年間のコースで，女性の健康について基礎を学ぶ「プライマリーコース」とさらに女性の一生を通じた健康問題について詳しく学ぶことができる「アドバンスコース」の2コースで構成されています。すでに約5000名の薬剤師が受講中で，今後さらに受講者が増えていくことが予想され，女性の健康支援に対するニーズの高さがうかがえます。

　詳しくは以下のURLを参照ください。

- http://www.oathas.jp/

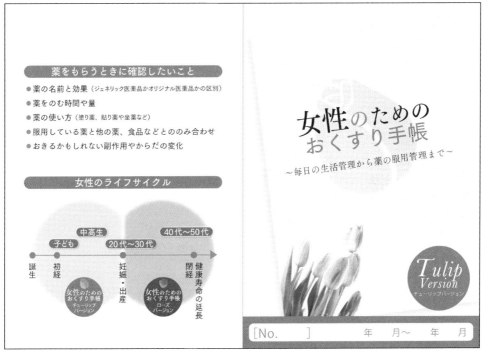

図12-3　女性のためのおくすり手帳

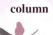 **ゆらぎ世代の女性におすすめ，エクオール含有食品**

　30代後半から女性ホルモン（エストロゲン）が低下していきます。女性ホルモンは生殖機能だけでなく，肌・骨・血管・中枢機能など全身に作用しているため，この頃から心身の変化を感じやすくなってきます。そこで，日本人女性をサポートしてきたのが，大豆イソフラボンです。大豆食品を良く食べる日本人は欧米と比べて骨折率が高い，更年期障害が少ないとの報告があります。納豆や豆腐，豆乳などは大豆イソフラボン量が多いのでより意識してとることがおすすめです。最近の研究で，大豆イソフラボンから腸内細菌で代謝されるエクオールがより働きをすることがわかってきました。また，この腸内細菌がなく大豆を食べてもエクオールに代謝できない人が約半数いることもわかっているため，エクオールが直接補給できるエクオール含有食品が発売されています。特にエクエルは，「今日の治療薬2016」（南江堂）にも掲載されており，ゆらぎ世代の女性に薦めやすい食品です。

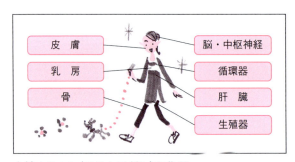

女性ホルモン（エストロゲン）の作用

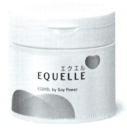

健康サポート薬局を担う薬剤師が身につけたい基礎ポイント(知識と技)

　以下に,チェックリスト形式で健康サポート薬局を担う薬剤師に最低限必要とされる知識と技を記載しました。1回の研修にとどまらず,絶えず新しい情報,地域のニーズに合った情報を入手してブラッシュアップしていきましょう。

地域住民の健康維持・増進(初期目標学習時間　2時間)

知　識
- [ ] 健康増進施策の概要(健康日本21,国民健康・栄養調査の概要等)を学ぶ
- [ ] 健康診断の概要(がん検診,特定健康診断を含む。)を学ぶ
- [ ] 健康づくりの基準の概要を学ぶ
  「健康づくりのための身体活動基準2013」,
  「健康づくりのための睡眠指針2014」,
  「日本人の食事摂取基準2015」,「食生活指針」,「食事バランスガイド」

技
- [ ] 健康増進施策の概要について,住民の目線でわかりやすく説明できる。
- [ ] 健康診断の概要について,住民の目線でわかりやすく説明できる。
- [ ] 健康診断の受診が必要な薬局利用者を発見した際に,適切な対応(かかりつけ医や医療機関への受診勧奨,適切な対応先の紹介)を判断し,実践できる。
- [ ] 健康づくりの基準の概要について,住民の目線でわかりやすく説明できる。

要指導医薬品等概説(初期目標学習時間　8時間)

知　識
- [ ] 薬局,医薬品販売業及び医療機器販売業並びに医薬品等の取扱いに関する「医薬品,医療機器等の品質,有効性及び安全性の確保等に関する法律」の規定
- [ ] 要指導医薬品等の基本的な薬効群を中心とした代表的な製剤の成分,効能効果,副作用,用法用量,使用方法(お薬手帳の活用を含む。)等
- [ ] 薬局利用者の個々の訴え別に,適切に情報を収集し状態,状況を把握するための知識(病態生理学,薬理学等)
- [ ] 要指導医薬品等に関する情報収集の方法(PMDA メディナビ等)

技
- [ ] 薬局,医薬品販売業及び医療機器販売業並びに医薬品等の取扱いに関する「医薬品,医療機器等の品質,有効性及び安全性の確保等に関する法律」の規定について,住民

の目線でわかりやすく説明でき，住民の理解を得ることができる。
- ☐ 要指導医薬品等の基本的な薬効群を中心とした代表的な製剤の成分，効能効果，副作用，用法用量，使用方法（お薬手帳の活用を含む。）等について熟知し，地域住民が適切に使用できるように提供・指導できる。
- ☐ 要指導医薬品等の重篤な副作用の早期発見や認められた場合の対応について，地域住民にわかりやすく説明できる。
- ☐ 薬局利用者の状態に合わせた適切な対応（かかりつけ医や医療機関への受診勧奨，要指導医薬品等の推奨，生活習慣の改善のための助言，適切な対応先の紹介等）を判断し，実践できる。
- ☐ 新しく販売された要指導医薬品等について，住民の目線でわかりやすく説明できる。

健康食品，食品（初期目標学習時間　2時間）

知　識
- ☐ 特別用途食品及び保健機能食品並びに機能性表示食品制度の概要
- ☐ 健康食品による有害作用並びに食品及び健康食品と医薬品の相互作用
- ☐ 健康食品の最新情報
- ☐ 健康食品に関する適正使用と情報提供
- ☐ 健康食品，食品の情報収集・評価の手法

技
- ☐ 特別用途食品及び保健機能食品並びに機能性表示食品制度について，説明できる。
- ☐ 健康食品による有害作用並びに食品及び健康食品と医薬品の相互作用について，地域住民の目線でわかりやすく説明できる。
- ☐ 健康食品の最新情報を含め健康食品に関する適正使用と情報提供について，地域住民の目線でわかりやすく説明できる。
- ☐ 健康食品，食品の情報収集・評価の手法について，地域住民の目線でわかりやすく説明できる。

禁煙支援（初期目標学習時間　2時間）

知　識
- ☐ 喫煙の健康影響（症状，疾患等）
- ☐ 薬剤師が行う禁煙支援の方法
- ☐ 禁煙の薬物治療

技
- ☐ 喫煙による健康影響（喫煙による症状，疾病への影響）や医薬品との相互作用を薬学的

な観点から説明できる。
- □ 喫煙者に対し，禁煙へ向けた適切な対応（助言による禁煙誘導等）や禁煙支援（禁煙補助剤の適正使用等）を行うことができる。

認知症対策（初期目標学習時間　1時間）

知　識
- □ 認知症関連施策（認知症施策推進総合戦略（新オレンジプラン）等）の概要及び薬剤師の役割
- □ 認知症の早期発見・早期対応に関する薬剤師の取組
- □ 認知症の薬物治療

技
- □ 認知症関連施策及び薬剤師の役割を説明できる。
- □ 認知症の疑いがある薬局利用者を発見した際に，適切な対応（かかりつけ医や医療機関への受診勧奨，適切な対応先の紹介）を判断し，実践できる。
- □ 認知症の薬物治療について理解し，実践できる。

感染対策（初期目標学習時間　2時間）

知　識
- □ 標準予防策の概要
- □ 季節ごとに流行する代表的な感染症の病態，感染経路，予防方法
- □ 流行している感染症情報の収集方法
- □ 代表的な予防接種の意義と方法
- □ 代表的な消毒薬の使用方法（用途，使用濃度及び調製時の注意点）

技
- □ 標準予防策を実践できる。
- □ 流行している代表的な感染症の病態，感染経路，予防方法について，住民の目線でわかりやすく説明できる。
- □ 代表的な予防接種の意義と方法について，住民の目線でわかりやすく説明できる。
- □ 代表的な消毒薬の使用方法について，住民の目線でわかりやすく説明できる。

衛生用品，介護用品等（初期目標学習時間　1時間）

知　識
- □ 衛生材料・介護用品の製品知識，取扱い方法
- □ 衛生材料・介護用品に関する情報収集の方法

☐ 介護保険サービスにおける介護用品の提供方法

技

☐ 衛生材料・介護用品の製品知識，取扱い方法について熟知し，地域住民が適切に使用できるように提供・指導できる。

☐ ニーズの高い衛生材料・介護用品について，住民の目線でわかりやすく説明できる。

☐ 衛生材料・介護用品を必要とする薬局利用者に，適切な対応（衛生材料・介護用品の供給・提供，適切な行政サービス等の紹介）を判断し，実践できる。

薬物乱用防止（初期目標学習時間　1時間）

知　識

☐ 依存性のある主な薬物，化学物質（飲酒含む）の摂取による健康影響

☐ 覚醒剤，大麻，あへん，指定薬物等の乱用防止に関係する法律の規定

☐ 薬物等の依存・乱用防止，過量服薬対策や自殺防止における薬剤師の役割

☐ 地域における精神・福祉・保健センターの役割

技

☐ 依存性のある薬物等やその規制について説明することができる。

☐ 薬物乱用，医薬品の不適正使用のおそれ等の相談を受けた際に，適切な対応（地域の支援策や支援の仕組みの説明，適切な行政の支援事業等の対応先の紹介）を判断し，実践できる。

公衆衛生（初期目標学習時間　1時間）

知　識

☐ 日用品などに含まれる化学物質とその危険性の摂取による健康影響

☐ 誤飲や誤食による中毒の対応

☐ 学校薬剤師の位置づけと業務

☐ 食中毒の原因となる細菌・ウイルス，自然毒，原因物質，症状，対応方法

技

☐ 日用品などに含まれる化学物質による健康影響を薬学的な観点から説明できる。

☐ 日用品に含まれる化学物質の危険性から回避するための方法を住民の目線でわかりやすく説明できる。

☐ 誤飲や誤食による中毒に対して住民の目線でわかりやすく助言できる。

☐ 学校薬剤師の役割と活動を説明できる。

☐ 食中毒の原因となる細菌・ウイルス，自然毒，原因物質，症状，対応方法について，住民の目線でわかりやすく説明できる。

地域包括ケアシステムにおける先進的な取組事例（初期目標学習時間　1時間）

知　識
- ☐ 地域包括ケアシステムの概要（理念，各種施策・制度，背景等）
- ☐ 地域包括ケアシステムにおける先進的な取組の現状

技
- ☐ 地域包括ケアシステム及び地域包括支援センターの役割を地域住民の目線でわかりやすく説明できる。
- ☐ 地域包括ケアシステムにおける当該先進的な取組について，地域住民の目線でわかりやすく説明できる。

コミュニケーション力の向上（初期目標学習時間　1時間）

知　識
- ☐ 来局者への応対，相談対応等の接遇

技
- ☐ 薬や健康に関する気軽で安心できる相談相手として，相談者の気持ちを配慮した対応を行い薬局利用者や地域住民，他職種の人々と良好な信頼関係を築くため，専門職として適切なコミュニケーションがとれる。

健康サポート薬局を展開してゆくための重要な基本技能
（初期技能研修により身につける総合力）

- ☐ 健康サポート薬局の社会的な位置付けを説明できる。
- ☐ 健康サポート薬局の社会的ニーズを的確に把握でき，健康サポート薬局及び薬剤師のあるべき姿に向けて努力することができる。
- ☐ 薬局利用者との対話により収集した情報や身体所見などに基づき，薬局利用者の状態，状況を把握することができる。
- ☐ 薬局利用者の相談内容から薬局利用者のニーズをくみ取り，解決策を提案することができる。
- ☐ 薬局利用者の状態，状況に合わせた適切な対応（かかりつけ医や医療機関への受診勧奨，要指導医薬品等の推奨，生活習慣の改善のための助言，適切な対応先の紹介等）を判断し，実践できる。
- ☐ 相談対応後のフォローアップができる。
- ☐ 地域包括ケアシステムにおける当該地域の医療・保健・介護・福祉の資源と役割の現状について，地域住民の目線でわかりやすく説明できる。
- ☐ 薬局利用者から健康の保持・増進に関する相談等を受けた際，適切な職種・機関へ紹

介することができる。
□ 地域包括ケアシステムの中で各職種・機関と連携した対応を行うことができる。

著者紹介

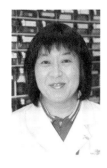

宮原　富士子（みやはら　ふじこ）

東京都出身。1981年東京薬科大学卒業。

1981年より日本チバガイギー（現ノバルティスファーマ）勤務。MR，臨床開発モニター，学術，MR教育，更年期領域プロダクトマネジャーを経験。

2001年に（株）ジェンダーメディカルリサーチ設立。女性の健康支援と栄養疫学研究支援を行う。

2013年よりNPO法人HAP理事長，女性の健康支援，薬剤師等医療介護職教育に邁進中。

女子栄養大学大学院，東北大学大学院，自治医科大学看護学部大学院において非常勤講師として様々な領域の若手教育を行う。東京薬科大学卒業生評議員。

未来につながる
夢のある健康サポート薬局づくり　基礎編

2017年5月26日　第1刷発行

著　者　宮原　富士子
発　行　株式会社　薬事日報社
　　　　〒101-8648 東京都千代田区神田和泉町1番地
　　　　電話　03-3862-2141（代表）
　　　　URL　http://www.yakuji.co.jp.

組版・印刷　クニメディア株式会社

ⓒ2017 Fujiko Miyahara　ISBN 978-4-8408-1389-1

・落丁・乱丁本は送料小社負担でお取り替えいたします．
・本書の複製権は株式会社薬事日報社が保有します．